国家中医药管理局第六批全国老中医药专家学术经验继承项目

北京中医药薪火传承「3+3」工程孙光荣基层老中医传承工作室

北京市和平里医院名老中医工作室

孙光荣临证心悟

十二讲

孙光荣　著

刘应科

孙文正　整理

梁琳　刘东

曹柏龙　薛武更　王兴　杨建宇　李彦知

贺仲晨　李伯武　马金辉　协编

人民卫生出版社

图书在版编目（CIP）数据

孙光荣临证心悟十二讲 / 孙光荣著 . —北京：人
民卫生出版社，2020
ISBN 978-7-117-29679-3

Ⅰ．①孙…　Ⅱ．①孙…　Ⅲ．①中医临床 – 经验 – 中国
– 现代　Ⅳ．①R249.7

中国版本图书馆 CIP 数据核字（2020）第 023196 号

人卫智网　**www.ipmph.com**	医学教育、学术、考试、健康， 购书智慧智能综合服务平台	
人卫官网　**www.pmph.com**	人卫官方资讯发布平台	

孙光荣临证心悟十二讲

著　　者：孙光荣
出版发行：人民卫生出版社（中继线 010-59780011）
地　　址：北京市朝阳区潘家园南里 19 号
邮　　编：100021
E - mail：pmph @ pmph.com
购书热线：010-59787592　010-59787584　010-65264830
印　　刷：三河市潮河印业有限公司
经　　销：新华书店
开　　本：710×1000　1/16　　印张：11
字　　数：175 千字
版　　次：2020 年 5 月第 1 版　2020 年 5 月第 1 版第 1 次印刷
标准书号：ISBN 978-7-117-29679-3
定　　价：46.00 元
打击盗版举报电话：010-59787491　E-mail：WQ @ pmph.com
质量问题联系电话：010-59787234　E-mail：zhiliang @ pmph.com

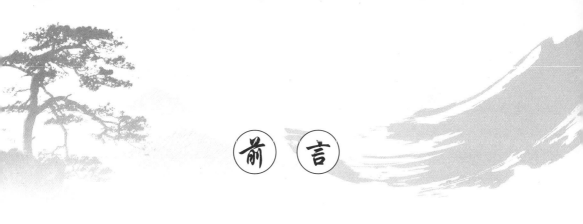

前　言

中医的生命力在于临床疗效，而临床疗效的保证需要正统的中医临床思维。一直以来，笔者都在思索什么是中医的临床思维。在 2017 年的香山会议上，笔者给出了一个范式——中医辨治六部程式，即**四诊审证**、**审证求因**、**求因明机**、**明机立法**、**立法选方**、**选方用药**，此范式得到了有识之士的高度关注及认可。临证六十多年来，笔者一直秉承父传、师授之旨，坚守中医理论特色，结合自己的临证心悟，积累了一些经验，尤其对于妇科疾病、情志病、癌病等的诊疗有独到见解，并收到了很好的临床疗效。

中医的发展离不开传承。当然，中医的发展除传承以外，融合当今的先进技术，进一步创新也是很有必要的。一直有人探讨传承和创新孰轻孰重，笔者以为两者都重要，但是要有一个先后顺序，没有传承、继承，哪来的创新、创造？"巧妇难为无米之炊""万丈高楼平地起"，不熟悉理念，不熟悉经典，不熟悉名家，不了解流派，不能记诵基本的本草和方剂，哪来的基石和基础？"问渠那得清如许，为有源头活水来"，因此，传承当为第一步，这是对既往优秀经验的继承和总结。融合当为第二步，这是对当今技术的整合与应用。创新当为第三步，继往开来，长江后浪推前浪，中医的发展需要创新来推动。

中医的临证离不开理论。理论是基石，没有理论的临证实践，是无本之木、无源之水，是空中楼阁，是"滥竽充数""狐假虎威"的伪中医。笔者在临证过程中，经常告诫弟子要夯实理论基础，学习理论、思悟理论、总结理论，让理论成为临证实践的指导，用临证实践印证理论，从而形成自己的理论认知体系，如此，对疾病的疗效才能做到心中有数。

本书是笔者在临证过程中,结合经典理论梳理出的个人对中医理论的认识,所有内容均源自于经典,且经过多年临证实践、思悟和总结,进而提升为**天人合一、形神合一、脉证合一、方药合一四个统一思想**。要成为一个合格的、标准的中医,应该具备这些理论基础,正如笔者提出的中医辨证六部程式,一个正统的中医,就应该具备此种中医临床思维。

整体观念告诉我们,人是一个统一的整体,人与自然、社会也是一个统一的整体,此即《黄帝内经》(简称《内经》)所言的"天人互感""天人合一",此为中医临证的指导思想。因为人的健康、疾病的发生、诊断与治疗,甚至是养生保健都不是孤立的。**阴阳变化必天人相应,诊治病证须察知天人,养生保健要顺应自然。**

"望而知之谓之神",这是中医诊断的最高境界。望神与形对疾病的诊治均有重要指导意义,形与神俱,二者是高度统一的,形神合一是中医临证的辨识重点。笔者总结了20种疾病诊治的辨证元素,其中**形神是中医辨证元素的首要元素**。在所有的辨证纲领中,**形神是中医辨证纲领的关键**。因此,中医临证辨识的重点是形神合一,形与神俱或失神脱形决定病证的生死顺逆。

治病先诊病,对疾病的准确诊断重于治疗,只有诊断准确才会有与之配套的确切疗效。中医的诊断除了辨证,还得辨病。笔者提出了中医的临证**四大核心理论**,即整体观、中和观、未病观、制宜观,这是准确认识疾病的前提,脉证合一是中医辨证的基本方法。脉证辨识要充分四诊合参,脉证的取舍与辨病、辨证要兼顾脉证合一、舍证从脉、舍脉从证。

在治疗方面,**方药合一是中医施治的重要法宝**,要做到法随证立,方随法出,据症用药。中医学总的治疗法则讲求**扶正祛邪、补偏救弊**,论治的关键是确立治则治法,如此治疗疾病才能有一个准确的方向。依法选方、依方选药,可以不拘泥于经方、时方、经验方、自拟方,但是一定要有确切的疗效,正如邓小平所言:"不管黑猫白猫,能捉老鼠的就是好猫。"然组方需要严谨,不能随意堆砌,笔者提出了中和辨证、中和组方,临证组方"须遵经方之旨,不泥经方用药",一定要做到"心中有大法,笔下无死方"。

　　本书由笔者厘定目录，门人刘应科主任根据笔者平素的讲课、讲话及访谈系统总结而成。在本书的编写过程中又得到了门人孙文正、曹柏龙、薛武更、王兴、杨建宇、李彦知、梁琳、刘东、贺仲晨、李伯武、马金辉等的协助，更有人民卫生出版社各位编辑为本书出版所做出的努力，在此一并感谢！

孙光荣

2019 年 6 月 6 日于北京

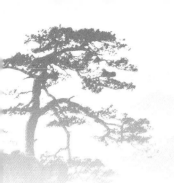

目录

第一篇　天人合一是中医临证的指导思想

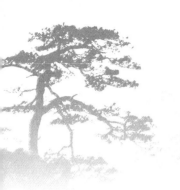

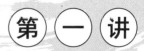

阴阳变化必天人相应

——健康与疾病不是由人体孤立发生和发展的

　　阴阳是天地万物之总纲,万事万物均可以分阴阳,故《素问·阴阳应象大论》云"天地者,万物之上下也;阴阳者,血气之男女也;左右者,阴阳之道路也;水火者,阴阳之征兆也;阴阳者,万物之能始也"。人体中无处不存在阴阳,《素问·宝命全形论》言"人生有形,不离阴阳",脏腑及形体组织均有阴阳属性。就部位而言,上部为阳,下部为阴;体表属阳,体内属阴。就其腹背四肢内外侧来说,则背为阳,腹为阴;四肢外侧为阳,四肢内侧为阴。就脏腑来分,五脏属里,藏精气而不泻,故为阴;六腑属表,传化物而不藏,故为阳。阴阳中复有阴阳,《素问·阴阳离合论》云"阴阳者,数之可十,推之可百,数之可千,推之可万,万之大,不可胜数,然其要一也",故属于阴阳的脏腑形体组织还可以再分阴阳。如体表组织属阳,然皮肉为阳中之阳,筋骨为阳中之阴。再继续分,则皮肤为阳中之阳,肌肉为阳中之阴;筋为阴中之阳,骨为阴中之阴。再如五脏分阴阳:心肺居于上属阳,而心属火,主温通,为阳中之阳;肺属金,主肃降,为阳中之阴。肝、脾、肾居下属阴,而肝属木,主升发,为阴中之阳;肾属水,主闭藏,为阴中之阴;脾属土,居中焦,为阴中之至阴。(此处"至"为刚刚到达之意,不是极致之意。)故《素问·金匮真言论》说:"背为阳,阳中之阳,心也;背为阳,阳中之阴,肺也。腹为阴,阴中之阴,肾也;腹为阴,阴中之阳,肝也;腹为阴,阴中之至阴,脾也。"

　　人身不离阴阳,人之生理有阴阳平和,即"阴平阳秘,精神乃治"(《素问·生气通天论》),人之病理有阴阳失和,即阴阳偏胜、阴阳偏衰、阴阳互损、阴阳格拒,甚至"阴阳离决,精气乃绝"(《素问·生气通天论》)。人之阴阳可以影响人之健康与疾病,然人之健康与疾病不是由人体孤立发生和发展的,而是受众多因素影响,其中天人合一是最为重要的因素。

天人合一是中国哲学史用语,指天道与人道、自然与人为相通、相类和统一。此语首见于宋代张载《正蒙·乾称》,言:"儒者则因明致诚,因诚致明,故天人合一。致学而可以成圣,得天而未始遗人,《易》所谓不遗、不流、不过者也",此处本意非指天与人的关系,而是强调个体的道德义务。

然天人合一这一思想萌芽可以追溯至《周易》,《周易·系辞下》曰"《易》之为书也,广大悉备,有天道焉,有人道焉,有地道焉。兼三才而两之,故六。六者非它也,三才之道也",此即所谓"三才",天、地、人是也。天、地、人三者均具有阴阳之性,阴阳的变化规律是天、地、人所遵循的共同规律,这一点在《周易·说卦》中有进一步的说明"是以立天之道曰阴与阳,立地之道曰柔与刚,立人之道曰仁与义,兼三才而两之,故《易》六位而成卦,分阴分阳,迭用柔刚,故《易》六位而成章",继于此,《素问·气交变大论》中云"夫道者,上知天文,下知地理,中知人事,可以长久",《素问·著至教论》和《灵枢·逆顺肥瘦》中也有类似的论述。《周易·乾卦》载有"夫大人者,与天地合其德,与日月合其明,与四时合其序,与鬼神合其吉凶",指出圣人者与天地合,又明确指出圣人之法度,"是故天生神物,圣人则之;天地变化,圣人效之;天垂象,见吉凶,圣人象之;河出图,洛出书,圣人则之"(《周易·系辞上》),堪称圣人者当顺乎天地。

此后,道学、儒学、佛学、黄老之学、明理之学对天人合一均进行了阐释与发扬。

道学对天人合一有进一步启发,老子的天人合一思想表现为人与"道"为一,达到天人"玄同"的境界,庄子继而指出"人之生,气之聚也。聚则为生,散则为死……故曰通天下一气耳"(《庄子·知北游》),其在《庄子·天运》指出"夫至乐者,先应之以人事,顺之以天理,行之以五德,应之以自然,然后调理四时,太和万物,四时迭起,万物循生",强调人顺应自然,依"道"而行,是老庄所倡导并努力追求的。

儒家的天人合一蕴涵着两方面的意义:一是对自然之天的崇尚与向往,因而将礼乐与自然界融合,力求通过礼与乐来实现人与天的和谐与共。正如《礼记·乐礼》篇云:"乐者,天地之和也。礼者,天地之序也……天尊地卑,君臣定矣。卑高已陈,贵贱位矣。动静有常,小大殊矣。方以类聚,物以群分,则性命不同矣。在天成象,在地成形。如此,则礼者,天地之别也。地气上齐,天气下降,阴阳相摩,天地相荡,鼓之以雷霆,奋之以风雨,动之以四时,暖之以日月,而百化兴焉。如此,则乐者天地之和也。"二是对义理之天的追索与渴望,以求实现人生的社会价值,此即孟子所说的"尽其心者,知其性也。知其性,则知天矣"(《孟子·尽心上》)。儒家在追求与义理之天相合的同时,并未忽视与自然的和谐,它所强调的人与天之间的相对特殊关系,无疑强化了天人相应论的思想背景之主题。

可见,天人合一具有丰富的内涵,是中国哲学史上的一个重要命题,成为中国哲学史上的一种重要思维,最终形成中国古典哲学的根本观念。天人合一讲求人与天的协调、和谐,是中国古代思想家的共同认识和追求。天人合一的提出不是一蹴而就的,而是受到当时的天文历法、地理、物候、科学、文学、哲学的影响。天人合一的提出具备一定的前提基础,即人天同构、人天同类、人天同像、人天同数。

人天同构是《内经》天人合一观的最粗浅的层面。《内经》认为人的身体结构体现了天地的结构。《灵枢·邪客》云:"天圆地方,人头圆足方以应之。天有日月,人有两目。地有九州,人有九窍。天有风雨,人有喜怒。天有雷电,人有音声。天有四时,人有四肢。天有五音,人有五脏。天有六律,人有六腑。天有冬夏,人有寒热。天有十日,人有手十指。辰有十二,人有足十指、茎、垂以应之;女子不足二节,以抱人形。天有阴阳,人有夫妻。岁有三百六十五日,人有三百六十节。地有高山,人有肩膝。地有深谷,人有腋腘。地有十二经水,人有十二经脉。地有泉脉,人有卫气。地有草蓂,人有毫毛。天有昼夜,人有卧起。天有列星,人有牙齿。地有小山,人有小节。地有山石,人有高骨。地有林木,人有募筋。地有聚邑,人有䐃肉。岁有十二月,人有十二节。地有四时不生草,人有无子。此人与天地相应者也。"

人天同类,天与人有共同的原始物质,即精气。考天则究人,考人则究天。故《汉书·董仲舒传》曰"天人之征,古今之道也。孔子作《春秋》,上揆之天道,下质诸人情,参之于古,考之于今",《素问·气交变大论》亦云"善言天者,必应于人。善言古者,必验于今。善言气者,必彰于物。善言应者,因天地之化。善言化言变者,通神明之理"。

所谓"象",指的是经验的形象化和系统化。"象"的特征是动态的,不是单纯地模仿其形,而是模仿其变。象还是全息的,万事万物息息相关。就《内经》而言,藏象系统就是通过生命活动之象的变化和取象比类的方法说明五脏之间以及与其他生命活动方式之间的相互联系和相互作用规律的理论。其中，"象"又分为法象、气象、形象。"法象莫大乎天地"（《周易》)，举例言，"阳中之太阳，通于夏气"（《素问·六节藏象论》）为法象；阴阳四时，"其华在面"（《素问·六节藏象论》）为所见气象；"其充在血脉"（《素问·六节藏象论》）为所见形象。藏象理论作为《内经》最重要的理论基础之一，是将五脏联系六腑、五官、五体、五志、五声、五情，以五行理论进行阐释的五大"象"的系统，并完全表现为一种天人合一的综合功能。这是一种自觉的而不是自发的能力，旨在指出人体内部与人体外部都是按照"阴阳五行"这一基本法则统一、整合起来的。《内经》中关于人天同象的描述旨在通过已知的自然现象推知隐藏的内藏功能。如借助对天动地静的认识，以象天动的胃、大肠、小肠、三焦、膀胱为腑，主泻而不藏；以象地静的心、肝、脾、肺、肾为脏，主藏而不泻。

象与数的关系，正如《左传》言"物生而后有象，象而后有滋，滋而后有数"。《内经》认为生命运动与自然一样，有理、有象、有数。通过取象比类，可知气运数理。《素问·六节藏象论》先论数理，后论藏象，深意寓在其中。"数"是形象和象征符号的关系化，以及在时空位置上的排列化、应用化和实用化。它不同于西方的数学概念，不是描述空间形式和数量关系，而是以取象比类的方式描述时间方式和运动关系。《内经》中的藏象理论则以五元序列来表现。自然界以四时阴阳为核心，四时阴阳涵盖了五方、五气、五味等自然因素以及它们之间的类属、调控关系；人体以五脏阴阳为核心，五脏阴阳涵盖了五体、五官、五脉、五志、五病等形体、生理、病理各因素及它们之间的类属、调控关系。自然界的四时阴阳与人体的五脏阴阳相互收受、通应，共同遵循阴阳五行的对应协调、生克制化的法则。因此，人天同数是《内经》把时间的周期性和空间的秩序性有机地结合观念的体现。强调人体自然节律是与天文、气象密切相关的生理、病理节律，故有气运节律、昼夜节律、月节律和周年节律等。

天人合一从哲学层面引入到中医学，被赋予了新的内涵。严格来说，在中医学称之为天人相应，天人相应是指人与自然界存在着相通应的关系，是具有医学学科特色的概念。天人相应理论体系的建构是以古代哲学思想和方法为依托的，是古代哲学内容与医学知识有机结合的产物。其核心思想在于探讨和揭示人体生命活动与自然界之间内在的规律性联系，并将具体内容充分应用于疾病的诊断和治疗过程中，天人相应论是中医学理论体系的重要组成部分，也是贯穿于整个中医学理论和实践的主导思想，还是中国古代医家的世界观和方法论。它将天、地、人视为一个对立统一的有机整体，将人体的生理病理现象置于自然界万物之网中加以考察和认识。医学理论的价值体现于对临床实践的指导意义上，天人相应论正是这样。两千多年来在中医临床实践活动中，"天人相应论"始终占据着主导地位，中医生理、病理、诊断、治疗、养生等均未脱离天人相应论之框架，这也正是中医临床疗效卓著的根本所在。

天人相应与阴阳有着密切的关系，阴阳变化必有天人相应，天人相应会影响着阴阳变化。天人之所以能够相应，其根本原因就在于人是天地之气的产物，人秉承了天地之阴阳，因而人身亦有阴阳，且人身之阴阳与天之阴阳存在着同气相求的关系。人与天相应的关系，从本质上说就是天人阴阳相应的关系。因此，气分阴阳对于天人相应理论的建构具有重要意义。

从宇宙观上讲，气是天地生成的本原物质。元气通过自身运动，产生阴阳二气，阳气轻清而散，故上升为天；阴气重浊而降，故沉凝为地。天地既生，天阳下降，地阴上升，由此"上下相召，升降相因"而万物化生。气分阴阳，气的运动变化过程就是阴阳之间的相互作用过程。因此，阴阳之运动变化成为宇宙运动变化的根本原因，是人与宇宙万物所共有的普遍规律。对此，《素问·阴阳应象大论》中有明确的论述"阴阳者，天地之道也，万物之纲纪，变化之父母，生杀之本始，神明之府也，治病必求于本"。阴阳既是宇宙万物运动变化的根本原因，也是宇宙万物相互联系的内在基础。宇宙万物之间的联系就是通过不同事物之间阴与阴、阳与阳的"同气相求"而实现的，天人相应的实质是天人阴阳相应。

同气相求，"是指在不同系统内，具有相同或相似性质、功能或位置结构关系的事物之间所存在的亲和、互助和增长关系"。它源于古人对自然现象的观察，如磁石吸铁、潮汐涨落等。最早见于《周易》"同声相应，同气相求，水流湿，火就燥……本乎天者亲上，本乎地者亲下，则各从其类也。"（《周易·乾卦》）

任何事物均具有阴气与阳气两个方面，不同事物的阴气与阴气、阳气与阳气之间存在着相互响应、支持、加强的关系；同一事物内部的阴气与阳气之所以能够共处于一个统一体中，其基础亦在于同气相求，因为阴中有阳、阳中有阴,阴阳是无限可分的。而同一事物内部或不同事物之间的阴气与阳气、阳气与阴气之间则存在着补偿、制约、削弱的关系。这样,由于阴阳之间存在的同气相求、异气相斥的本性,使得同一事物内部包含着既对立又统一的两个方面;不同事物之间既有差异性又有同一性,从而使得自然万物处于普遍联系、运动变化之中。因此,张介宾总结道"盖阴阳之道,同气相求"。

天人合一源自古代哲学,集大成于董仲舒,《汉书·董仲舒传》载"国家将有失道之败,而天乃先出灾害以谴告之;不知自省,又出怪异以警惧之;尚不知变,而伤败乃至",指出天与社会人事之间也有密切的联系。在其专著中,论及"天亦有喜怒之气、哀乐之心,与人相副。以类合之,天人一也。春,喜气也,故生;秋,怒气也,故杀;夏,乐气也,故养;冬,哀气也,故藏。四者,天人同有之"(《春秋繁露·阴阳义》),"唯人独能偶天地。人有三百六十节,偶天之数也;形体骨肉,偶地之厚也;上有耳目聪明,日月之象也;体有空窍理脉,川谷之象也"(《春秋繁露·人副天数》),"天地之阴气起,而人之阴气应之而起,人之阴气起,而天地之阴气亦应之而起,其道一也"(《春秋繁露·同类相动》),天有阴阳,人亦有阴阳,天人之阴阳以同类相感而互应。引入到医学后,发展于《内经》,《素问·咳论》首论"人与天地相参,故五脏各以治时,感于寒则受病,微则为咳,甚者为泄为痛",之后《灵枢·岁露》云"人与天地相参也,与日月相应也"。《素问·八正神明论》载有"法天则地,合以天光",《素问·阴阳应象大论》有"天有四时五行,以生长收藏,以生寒暑燥湿风。人有五脏,化五气,以生喜怒悲忧恐",《灵枢·刺节真邪》有"请言解论,与天地相应,与四时相副,人参天地,故可为解"。

天人相应论是中医学理论体系的重要组成部分,也是贯穿于整个中医学理论和临床的主导思想,是中医整体观念中的一部分,是中医学整体观念的基石,也是整体观念的根本体现。其对人之健康,即生理方面有较大影响,后述第七讲的整体观念中将详细阐述,其对病理方面亦有较大的影响。**凡疾病发生必有阴阳失和,阴阳失和蕴涵于天人相应。**

人是天地之气运动变化的产物,人体生理活动与天地万物具有相同的变化规律,人若顺应天地之规律而养生,则健康安和;逆天地之规律而行,就会发生疾病。此外,若天地自然之规律失其常序,超过了人体自身的调节能力,也会导致疾病的发生。与人体疾病关系较为密切的自然因素主要有气候、地理环境和饮食五味。

六气者,风、寒、暑、湿、燥、火也,为大自然中的六种正常气候,然持久地、高强度地侵袭人体,或人体正气减弱的时候,六气亦可以致使疾病的产生,此为邪气中的一种,即外感六淫。《内经》将一切致病因素统称为邪气,指出"夫邪之生也,或生于阴,或生于阳。其生于阳者,得之风雨寒暑。其生于阴者,得之饮食居处,阴阳喜怒"(《素问·调经论》),较为明确地提出气候、情志、饮食、环境等一系列因素在一定条件下的病因意义。

《内经》提出"审察病机,无失气宜"(《素问·至真要大论》),提出了病机十九条"诸风掉眩,皆属于肝;诸寒收引,皆属于肾;诸气膹郁,皆属于肺;诸湿肿满,皆属于脾;诸热瞀瘛,皆属于火(心);诸痛痒疮,皆属于心(火);诸厥固泄,皆属于下;诸痿喘呕,皆属于上;诸禁鼓栗,如丧神守,皆属于火;诸痉项强,皆属于湿;诸逆冲上,皆属于火;诸胀腹大,皆属于热;诸躁狂越,皆属于火;诸暴强直,皆属于风;诸病有声,鼓之如鼓,皆属于热;诸病胕肿,疼酸惊骇,皆属于火;诸转反戾,水液浑浊,皆属于热;诸病水液,澄彻清冷,皆属于寒;诸呕吐酸,暴注下迫,皆属于热"(《素问·至真要大论》),并确定了病机变化在疾病诊断和治疗中的重要意义,要求"谨守病机,各司其属,有者求之,无者求之,盛者责之,虚者责之,必先五胜,疏其血气,令其调达,而致和平,此之谓也"(《素问·至真要大论》)。在疾病病机的认识中,气候因素受到了高度重视,其中六淫相关的病机就占了十二条,足可见"天"在中医学疾病观中非同一般的地位。

人类适应自然环境的能力是有限的,如果气候变化过于剧烈或急骤,超越了人体的适应能力,或机体的调节功能失常,不能对自然环境的变化做出适应性调节时,就会导致疾病的发生。因此,疾病的发生关系到人体正气的适应、调节、抗邪等能力与自然界邪气的致病能力两个方面。若人体正气充沛,适应、调节及抗病能力强,能抵御邪气的侵袭,一般不会发病;若气候特别恶劣,而人体正气相对不足,抵御病邪的能力相对减退,病邪就会乘虚侵入而致病。在四时气候的异常变化中,每一个季节都有其不同特点。因此,除一般性疾病外,常可发生一些季节性多发病或时令性流行病。如《素问·金匮真言论》说"春善病鼽衄,仲夏善病胸胁,长夏善病洞泄寒中,秋善病风疟,冬善病痹厥。"

在疾病发展过程中,或某些慢性病恢复期中,也往往由于气候剧变或季节交替而使病情加重、恶化或旧病复作。如关节疼痛的病证,常在寒冷或阴雨天气时加重。也有一些疾病,由于症状加重而能预感到天气即将发生变化或季节要交替等,如《素问·风论》指出头风病"先风一日则病甚"。

昼夜的变化,对疾病也有一定影响。《灵枢·顺气一日分为四时》说:"夫百病者,多以旦慧、昼安、夕加、夜甚……朝则人气始生,病气衰,故旦慧;日中人气长,长则胜邪,故安;夕则人气始衰,邪气始生,故加;夜半人气入脏,邪独居于身,故甚也。"中午之前,人身阳气随自然界阳气的渐生而渐旺,故病较轻;午后至夜晚,人身阳气又随自然界阳气的渐退而渐衰,故病较重。

六气为万物生长化收藏的必要条件,也是人体阴阳顺四时而变化的内在依据。人能够顺应六气变化之规律,则生理活动能够正常进行;若违背六气变化之规律,或六气本身变化过于剧烈,失其常序,就会导致疾病的发生。六淫致病有两种发病形式,一是触邪即发,二是邪伏而后发。触邪即发是指人若触冒春风、夏暑、秋燥、冬寒四时之气后即刻发病。根据五脏应五时的规律,首先表现为主时之脏发病,如《素问·金匮真言论》所说的"东风生于春,病在肝,俞在颈项;南风生于夏,病在心,俞在胸胁;西风生于秋,病在肺,俞在肩背;北风生于冬,病在肾,俞在腰股,中央为土,病在脾,俞在脊"。邪伏而后发是指人触冒四时之气后当季并不发病,而是在体内潜伏一段时间,迁延至另外季节而表现出病证,如《素问·阴阳应象大论》所说"冬伤于寒,春必温病;春伤于风,夏生飧泄;夏伤于暑,秋必痎疟;秋伤于湿,冬生咳嗽"。

另外,《内经》专设七篇大论来讨论运气的变化与疾病发生发展的关系问题。五运六气学说,就是运用五运六气的运动规律及其相互化合,来解释天体运行对气候变化,天体运行、气候变化对生物及人类的影响,它以五行、六气、三阴三阳等理论为基础,运用天干、地支等作为演绎符号,来推论气候变化对物候和人体的影响。平气之年,气候调和而民少病;岁运太过、不及之年,则气候异常而民多病。可见,气候对疾病的发生的影响巨大。

同样,地理环境对疾病有较大影响,地域环境的不同,对疾病也有一定的影响。某些地方性疾病的发生,与地域环境的差异密切相关。隋·巢元方《诸病源候论·瘿候》指出,瘿病的发生与"饮沙水"有关,已认识到此病与地域水质的密切关系。

地势高下也对疾病产生较大影响,地势高低不同则寒热各异,"故至高之地,冬气常在,至下之地,春气常在,必谨察之"(《素问·六元正纪大论》)。

由于地高阴精上奉而多寒，地低阳气下降而多热，因此其病各不相同，"故适寒凉者胀，之温热者疮"（《素问·五常政大论》）。寒凉之地，人之腠理闭密，气机难以宣达，故多发胀病。温热之处，人之腠理开泄，阳邪入侵，化热化火，腐肉败血，故多发痈疮。东西南北中，气候各异，物产资源亦各具特色，百姓生活饮食习惯迥异，发病各有特点。《素问·异法方宜论》对五方之地的发病特点做了精辟的分析：东方多海，其气温而多风，百姓以鱼为食，味多咸，咸伤血，鱼使人内热，因而东方之人多病痈疡。西方多沙石，其气燥，百姓以毛布细草为衣，以酥酪骨肉为食，其血气充实，外邪不易内侵，因而多内伤病。北方地势高，其气寒，百姓游牧于旷野，以乳酪为食，寒邪内侵外束，脏腑气机郁而不畅，故其病多胀满。南方地低，其气热而多湿，百姓喜食酸腐，酸味收敛，使人腠理致密，湿热内薄不得外泄，故多病筋挛脉痹。中原之地地势平，气候温和湿润，物产丰富，百姓衣食富足，少于劳作，肌肉不健，加之湿邪浸淫于下，故多病痿弱。

"人能应四时者，天地为之父母"（《素问·宝命全形论》），人之阴阳变化必须应天地之变化，此即天人合一，中医学天人相应论就是在以天人合一为特征的思想文化母体中孕育出的胎儿，在它的身上必然会反映出与之相似的特征来。人与天地之间有着密切的联系，不论是生理层面，还是病理层面，正如徐复观在《中国艺术精神》中所言"在世界古代各文化系统中，没有任何系统的文化，人与自然，曾发生过像中国古代那样的亲和关系"。

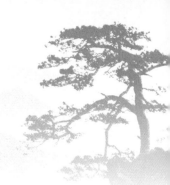

第二讲

诊治病证须察知天人

——诊断与治疗不是由医者孤立确定和实施的

天人相应不只对人的生理和病理有影响,它对疾病的诊断和治疗也具有较大影响。天人相应之所以占据中医学主导思想达两千余年,根本原因就在于它对临床实践的巨大的指导意义,中医学的生命力在于临床,故而天人相应具有较强的生命力。

中医学的整体观念认为,人体自身是密不可分的,人体的局部与整体是辩证统一的,各脏腑、经络、形体、官窍在生理与病理上是相互联系、相互影响的,因而在诊察疾病时,可通过观察分析形体、官窍、色脉等外在的病理表现,推测内在脏腑的病理变化,从而做出正确诊断,为治疗提供可靠依据。

望、闻、问、切是中医诊断的重要元素,而望诊和切诊的内容跟天地关系尤为密切,"望而知之谓之神,切而知之谓之巧",中医在诊断疾病中,望色和切脉占有重要地位,而人的面色和脉象皆是天人相应的具体体现。正如《灵枢·本脏》言:"视其外应,以知其内脏,则知所病矣。"诊治疾病当有方有法,故《素问·阴阳应象大论》说"善诊者,察色按脉,先别阴阳"。

据脉之状态,结合天地情况,可以推测并评估脏腑情况,"夫脉者,血之府也"(《素问·脉要精微论》)。人体的血脉贯通全身,内连脏腑,外达肌表,运行气血,周流不休,所以,脉象能够反映全身脏腑功能、气血、阴阳的综合信息。脉象的产生,与心脏的搏动,心气的盛衰,脉管的通利和气血的盈亏,以及各脏腑的协调作用直接相关。然而,脉象的情况与天地之间有着密切的联系,从《内经》来看,脉象的分布就涵盖了人体之小天地,《素问·三部九候论》中将脉分为上为头部、中为手部、下为足部。上、中、下三部又各分为天、地、人三候,三三合而为九,故称为三部九候诊法。上部天是指两侧颞动脉,可以反映头额及颞部的病痛;上部人是指耳前动脉,可以了解目和耳的情况;上部地,是指两颊动脉,可以了解口腔与牙齿的情况。中部天,是手太阴气口、经渠穴处动脉,可候肺气;中部人,是手少阴经神门处动脉,可候心气;中部地,是手阳明经合谷处动脉,可候胸中之气。下部天,是足厥阴经五里穴或太冲穴处动脉,候肝气;下部人,是足太阴经箕门穴处动脉,候脾胃之气;下部地,是足少阴经太溪穴处动脉,候肾气。诊察这些脉动部位的脉象,可以了解全身各脏腑、经脉的生理病理状况。《素问·三部九候论》说:"人有三部,部有三候,以决死生,以处百病,以调虚实,而除邪疾。"

脉象亦受四时气候影响,气血运行于脉中,随脉上下,周行全身。经脉气血盛衰随四时气候而变化,必然使脉象也发生相应的变动,从而使四时脉象各不相同,"春日浮,如鱼之游在波;夏日在肤,泛泛乎万物有余;秋日下肤,蛰虫将去;冬日在骨,蛰虫周密,君子居室"(《素问·脉要精微论》)。

五脏分旺于五时,当旺之脏气血运行的状况在脉象上也有所反映,"春脉者肝也,东方木也,万物之所以始生也,故其气来软弱轻虚而滑,端直以长,故曰弦……夏脉者心也,南方火也,万物之所以盛长也,故其气来盛去衰,故曰钩……秋脉者肺也,西方金也,万物之所以收成也,故其气来轻虚以浮,来急去散,故曰浮……冬脉者肾也,北方水也,万物之所以合藏也,故其气来沉以搏,故曰营……"(《素问·玉机真脏论》)。

五脏主时之脉象是五脏时空特性的典型反映。五脏分旺于五季,故春见肝脉,夏见心脉,秋见肺脉,冬见肾脉,四季之脉象皆以和缓从容之胃脉为主而兼见各脏主时之脉。五脏又应于五方,因而脉象尚与五方气候、物候相宜,肝应于东属木,肝脉柔弱轻虚,似草木萌发之初,柔中有韧,称为弦;心应于南属火,心脉盛大,似草木茂长之际,洪盛有力,称为钩……五脏之脉应时而出,是人体内在脏腑、气血、经脉与天地阴阳五行相通的外在征象之一。脉象贵在有胃气,即使有疾,预后也较好;若脉象表现出胃气的异常,则为病,对于胃气异常的脉象,《内经》中描述到"其来如水之流者,此谓太过,病在外;如鸟之喙者,此谓不及,病在中"(《素问·玉机真脏论》)。无胃气之脉即是真脏脉,预后极差,五脏之真脏脉形态各异,"真肝脉至,中外急,如循刀刃责责然,如按琴瑟弦……真心脉至,坚而搏,如循薏苡子累累然……真肺脉至,大而虚,如以毛羽中人肤……真肾脉至,搏而绝,如指弹石辟辟然……真脾脉至,弱而乍数乍疏"(《素问·玉机真脏论》)。色脉合参、色脉症结合是全面掌握疾病本质的重要手段。由于脏腑、气血的时空特性,使得面色和脉象也表现出应季、应时而变的特点,因此,在临床具体操作过程中,结合自然因素对疾病加以认识,是提高诊断准确率的基本前提。

五色与五行、五脏之间联系密切,使其在中医理论形成之时,与五方、五季、五音等同时被纳入天人相应论系统模式之中,成为人与天相应的内容之一。

五色为木、火、土、金、水之本色,五色与五脏之间内在联系的确立,既有古人长期实践经验的积累,又有五行理论上的推演和总结。人之五色有主色和客色之分,主色为人生来就有的基本肤色,属个体素质,终生基本不变。但由于种族、禀赋的原因,主色也有偏赤、白、青、黄、黑的差异。正如《医宗金鉴·四诊心法要诀》说:"五脏之色,随五形之人而见,百岁不变,故为主色也。"我国多数民族属于黄色人种,其主色的特点是红黄隐隐,明润含蓄。客色因受季节、昼夜、阴晴气候等外界因素的影响而不同,客色属于常色范围,因此仍具有常色的明润、含蓄等基本特征。其变化不如主色明显,并且是暂时的,易于恢复成主色。如春季可面色稍青,夏季可面色稍赤,长夏可面色稍黄,秋季可面色稍白,冬季可面色稍黑。正如《医宗金鉴·四诊心法要诀》所说:"四时之色,随四时加临,推迁不常,故为客色也。"又如天热则脉络扩张,气血充盈,面色可稍赤;天寒则脉络收缩,血行减少而迟滞,面色可稍白或稍青。这些变化均属正常范围,临床须仔细观察,才能发现和领会。

气由脏发,色随气华,色泽是脏腑气血之外荣,望面色可以了解脏腑气血之盛衰及邪气所在。五脏外应五色,青为肝色,赤为心色,黄为脾色,白为肺色,黑为肾色,五色分见于五脏所旺之季节,以明润光泽、黄中略兼其色为常。《素问·脉要精微论》对正常之五色做了描述:"夫精明五色者,气之华也,赤欲如白裹朱……白欲如鹅羽……青欲如苍壁之泽……黄欲如罗裹雄黄……黑欲如漆色。"五色明润光泽为善,即使有疾,预后也较好;若五色晦暗枯槁则为恶,预示着疾病的转归较差。《素问·五脏生成》描述了五色善恶的模型:青如翠羽,赤如鸡冠,黄如蟹腹,白如豕膏,黑如乌羽等都是主生之善色;青如草兹,赤如血,黄如枳实,白如枯骨,黑如炲等都是主死的恶色。

五色在诊断中的意义在于判断五脏疾病的部位及病情之顺逆吉凶。由于五色与五脏之间的通应关系,首先可以根据患者之面色判断病在何脏。如面色青为肝之病,面色萎黄为脾之病等。这种关系适用于病机较为单一证候的诊断,病与色相应为正病正色,预后良。

五色判断疾病的顺逆吉凶是通过生克关系进行的。如果病与色不相应,即病色交错,则表明病情复杂。一般而言,病见相生之色较轻,预后佳;病见相克之色则较重,预后差。如肝病见黑色比肝病见白色预后要好。当然,色诊只是诊断方法之一,临床面对疾病时,既要与其他方法合参,也要根据具体情况灵活变通,五行本身只是一种理论工具,不可拘泥硬套。

望舌象也是中医诊断的特色方法。舌与脏腑、经络、气血、津液有着密切的联系。舌为心之苗。《灵枢·脉度》说:"心气通于舌,心和则舌能知五味矣。"手少阴心经之别系舌本。因心主血脉,而舌的脉络丰富,心血上荣于舌,故人体气血运行情况,可反映在舌质的颜色上;心主神明,舌体的运动又受心神的支配,因而舌体运动是否灵活自如,语言是否清晰,与神志密切相关。故舌与心、神的关系极为密切,可以反映心、神的病变。舌为脾之外候;肝藏血、主筋,足厥阴肝经络舌本;肾藏精,足少阴肾经循喉咙,夹舌本;足太阳膀胱经经筋结于舌本;肺系上达咽喉,与舌根相连。其他脏腑组织,由经络沟通,也直接或间接地与舌产生联系,因而其他脏腑一旦发生病变,舌象也会出现相应的变化。所以观察舌象的变化,可以测知内在脏腑的病变。

验舌诊病是一种由外察内的诊病方法,然而季节与地域的差别会产生气候环境的变化,会引起舌象的相应改变。在季节方面,夏季暑湿盛时,舌苔多厚,多见淡黄色;秋季燥气当令,苔多偏薄偏干;冬季严寒,舌常湿润。在地域方面,我国东南地区偏湿偏热,西北及东北地区偏寒冷干燥,均会使舌象发生一定的差异。

察脉、验色及舌诊等为诊断之重要手段,诸多疾病相关信息的采集均依赖于此,然此类方法均与天地相关,可见诊断不是由医者孤立确定和实施的。

人之疾病,非独脏独腑而发,诸脏诸腑之间有着密切的联系,人体自身就是一个小天地,此天地是一个完整的整体,论治之时,切忌头痛医头,脚痛医脚,要从整体出发。中医理论从某一种角度来说是一个圆,从任何一点切入,均能找到原点,故相同的患者,不同的医家进行治疗时,切入点可以不一样,但一定要兼顾人体小天地之整体性、完整性。就论治而言,可以采用"从阴引阳,从阳引阴,以右治左,以左治右""病在上者下取之,病在下者高取之",这些均兼顾了人体小天地。

在治疗上,人体的局部病变常是整体病理变化在局部的反映,故治疗应从整体出发。如对口舌生疮的治疗，由于心开窍于舌，心与小肠相表里，口舌生疮多由心与小肠火盛所致，故可用清心火的方法治疗。遣方用药时，酌加利水之品，以让火热随小便而出。心火与小肠火得泻，口舌生疮自愈。再如久泻不愈，若属肾阳虚衰，其病虽发于下，但可以艾灸巅顶之百会穴以调之，督脉阳气得温，肾阳得充，泄泻自愈，即所谓"下病上取"；眩晕欲仆，若为水不涵木，其病虽发于上，但可以针灸足心之涌泉穴以调之，肾水得充，涵养肝阳，眩晕自减，即所谓"上病下取"。

中医讲究天人相应。古代医家很早就明白自然环境的变化时刻影响着人的生命活动和病理变化，因而在疾病的防治过程中，必须重视外在自然环境与人体的关系，在养生防病中顺应自然规律，在治疗过程中遵循因时因地制宜的原则。故《素问·阴阳应象大论》言："故治不法天之纪，不用地之理，则灾害至矣。"在疾病的治疗过程中，《内经》十分强调对自然因素的考虑和重视，认为治疗疾病当参天合地，察四时，审阴阳。将天人相应思想贯穿于治疗原则、治疗手段等各个方面。

中医治病倡导"三因制宜"，它是天人相应主导思想的典型反映，揭示天人相应论的另一深刻内涵在于：人与天相应，既包括群体共同的生理、病理与天相应，也包括个体特殊的生理、病理与天相应。其中"因时制宜"与"因地制宜"是根据群体与天相应的变化特征而制定的治疗原则，体现了治疗原则的普适性。"因人制宜"则是针对个体的人而言，是在前两者的基础上对患者个体施治时所采取的治疗原则，是根据个体与天相应的变化特征而确立的，体现了治疗原则的针对性。

生活于自然界中的人都受到四时气候、昼夜晨昏等因素的影响，这两个因素是与疾病关系最为密切的"天道"的内容，因此，在所有疾病的治疗过程中都应谨守天道，顺时而行，概莫能外。

四时气候对人体气血运行和脏腑功能活动都有着显著的影响。针刺治疗主要用于调节气血的运行，使之恢复常度。四时气血运行流止的部位不同，治疗时所刺之部位也不同。春夏阳气充盛，气血外盛于体表肌腠，秋冬阳气内潜，气血内实于分肉筋骨之间，治疗疾病时应取气血当旺之处而施刺，以助正气敌邪。春暖、夏热、秋凉、冬寒，四时气候特点各不相同，治疗时所用方药也不同，因此有四时用药的原则是"用寒远寒，用凉远凉，用温远温，用热远热，食宜同法"（《素问·六元正纪大论》）。

十二经分旺于十二时辰，治疗时应取经气当旺之时施刺，正如《灵枢·卫气行》所说"是故一日一夜，水下百刻，二十五刻者，半日之度也，常如是毋已，日入而止，随日之长短，各以为纪而刺之。谨候其时，病可与期，失时反候者，百病不治"。脏腑分旺于十二时辰，因此根据疾病发作的时间判断出病在何脏，并针对所病之脏施治，这就是针刺及用药时所要考虑的昼夜节律性因素。

针刺和药物治疗还应该考虑月象盈亏，"月生无泻，月满无补，月廓空无治，是谓得时而调之"（《素问·八正神明论》）。月生时人体卫气始行，尚未充盛，若泻之则易伤正气；月满人体正气充旺，气血充实，若补之则反易使邪内滞；月廓空人体气血皆虚，不胜补泻，因而此时不宜施治。

一定区域内的气候条件、地理环境、物候特征等外在因素对于生活在该区域的人和生物有着特殊的影响作用，使该区域内的人具有某些共同的体质特点，这些体质特点又进一步决定了该区域内群体的病理变化倾向。《素问·异法方宜论》所述的五方之人的体质特点、病变规律和治疗方法就是这种群体特征与天相应的反映。地方区域不同，所病各有特点，因而治法也各不相同，称为"同病异治"。随地势高低不同而采取不同的治疗方法，是"因地制宜"的主要内容。地势高低不同，阴阳偏颇的情况也各不相同，治疗时应当具体情况具体分析，采取相应的治疗原则而达到补偏救弊的目的。高者气寒，阴盛阳虚，治疗时应该慎用寒凉之剂，以免克伐阳气；低者气热，阳盛阴虚，治疗时则当慎用辛燥之品，以免损及阴精。

群体是由个体组成的，组成群体的个体之间却是千差万别的。人类是禀受天地之气而化生的，个体的人则是由父精母血媾合而成，其禀赋特点既受之于父母，又与后天摄养密切相关，因而其生理病理变化又表现出与群体并不完全一致的特殊性。这种特殊性反映出个体与天相应的特点。对于个体与天相应的特殊性，《内经》中有形象而深刻的论述，"夫木之早花先生叶者，遇春霜烈风，则花落而叶萎。久曝大旱，则脆木薄皮者，枝条汁少而叶萎；久阴淫雨，则薄皮多汁者，皮溃而漉"（《灵枢·五变》）。草木之生于天地间，尚有个体之差异，形神血气各有特点的人对于天地四时等各种因素的影响更有着不同的反应，因此，人有"善病风厥漉汗者""善病消瘅者""善病寒热者""善病痹者""善病肠中积聚者"（《灵枢·五变》）。

气候变化影响着人体的生理、心理和病理变化，故诊治疾病中，要做到

"必先岁气，无伐天和"，充分了解气候变化的规律，并根据不同季节的气候特点来考虑治疗用药，遵四时之变而预培人体之阴阳，根据人体气血随自然界阴阳二气的盛衰而有相应的变化，按日按时取穴针灸，如此，顺应天地，法纪分明，有理有据，焉能无效。

六气是维持人体健康不可或缺的条件之一，六淫则是导致疾病发生的主要原因之一。不同个体对于四时气候的变化有不同的反应，"卒然逢疾风暴雨而不病者，盖无虚，故邪不能独伤人。此必因虚邪之风，与其身形，两虚相得，乃客其形。两实相逢，众人肉坚"（《灵枢·百病始生》）。也就是说，同样的气候，对"无虚者"来说就是六气，而对于"有虚者"而言则是六淫。说明人与天相应，是存在着个体的特殊性和差异性的，在治疗过程中重视和考虑这种特殊性和差异性，是取得良好疗效的基本前提，这也是辨证论治之精髓所在。

天人相应除了在治则治法具有指导意义，其对治疗手段，如针灸和药物均有较大影响。针具的制备、药物的选择均体现着天人相应思想。

针具依其形状、粗细、功效各不同，共分为九种，之所以取"九"，就是为了法天则地，实现天地人的和谐与共。《内经》对九针的所法、所治做了具体论述，"九针者，天地之大数也，始于一而终于九。故曰：一以法天，二以法地，三以法人，四以法时，五以法音，六以法律，七以法星，八以法风，九以法野"（《灵枢·九针论》）。九针所法不同，其形状、主治各异。如镵针法象于天，在人体应肺，其针头大，针尖锐利，治疗邪在皮肤的病证，适于浅刺；圆针法象于地，在人体应于肉，其针身圆直，针尖呈卵圆形，治疗邪在肌肉的病证，等等。

中医学治疗疾病所用之药物主要取之于自然界，包括植物、动物、矿物等，以植物为主。《说文解字》对药的解释为"药，治病草也"。在对植物药的认识上，《素问·至真要大论》有"司岁备物"之说，认为药物与人一样都是天地自然的产物，药物生长的运气条件不同，其禀赋各异，因此说"非司岁物何谓也……散也，故质同而异等也。气味有薄厚，性用有躁静，治保有多少，力化有浅深，此之谓也"（《素问·至真要大论》）。后世张志聪亦提出："天地所生万物，皆感五运六气之化，故不出五气、五味、五色、五行、寒热温凉、升降浮沉之别"，任何中药都具气味两方面的特征，它们是构成中药性能的基础。

中药之气是其主治，中药之味是其功效，中药对人体疾病的治疗作用就是通过气和味共同作用于人体后实现的。中药的四气五味是禀承自然界天纪地理而来的，各种药物禀承天地之气有所偏颇，其主治功效也各不相同。中药之四气，即温、热、凉、寒，此气禀受于天，是药物（尤其是植物药）在生长过程中受春温、夏热、秋凉、冬寒气候的影响而具有的一种性质。如"夏枯之草，夏收之术，半夏之生，莽麦之成，皆得火土之气，而能化土；秋英之菊，秋鸣之蝉，感金气而能制风；凌冬不凋者，得寒水之气，而能清热；先春而发者，秉甲木之性，而能生升，此感天地四时之气，而各有制化也。"正因为药物与人同样禀承了天地阴阳之气，因而药物才能对人体阴阳之偏颇起到补偏救弊的作用。

中药之五味，即酸、苦、甘、辛、咸，皆地气之所化。五味对人体之五脏具有特异性选择作用。如五味子，皮肉甘酸，核中辛苦，都有咸味，故而入通五脏，对五脏之精气均有补益收敛之作用。中药尚有五色，即青、赤、黄、白、黑五色，五色通过五行而与五脏相通。色与味结合可以作为某些药物归经的依据。如桔梗、茯苓以其色白而入肺经，猪苓以其色黑故入肾经。更有川椒色红、椒目色黑，以其外红内黑，分入心肾两经，一味川椒即能交通心肾，相当于交泰丸之功效。

此外，中药的入药部位与其对人体的作用趋向也有内在的联系。一般而言，病在中焦用身，上焦用花籽，下焦用根；花类药质地轻清而能上浮，这是一般规律。如培补中焦之人参、茯苓，清利头目之车前子、蔓荆子，引热下行之芦根等。临床治病时，应当根据病变部位而选用具有相同作用趋势的药物。以红花而言，其功效活血化瘀，但仲景之桃核承气汤、桂枝茯苓丸、大黄䗪虫丸等一系列活血化瘀方剂中却均不见其踪影，关键就在于红花性浮，善治上焦瘀血，而仲景诸方为下焦瘀血而设，于此可见仲景选方之精当和药物与自然条件、人体疾病之间的相应关系。

根据取象比类之法，某些药物的作用与形象之间存在着密切的联系。如"凡药空通者转气机，如升麻、木通、乌药、防己、通草，皆属空通。藤蔓者走经脉，如银花、干葛、风藤、续断、桑寄生，皆属藤蔓"，又如葳蕤《本经》名女萎，女子娇柔之义也。一名玉竹，色白如玉，根节如竹也。一名青粘，苗叶青翠，根汁稠粘也。凡此命名，皆取阴柔之义"。可以看出中医学使用药物的基本观点：人似草木，草木象人，人与草木共生于天地之间，同禀阴阳五行之气，因此草木之特性和人之特性一样，均受天纪地理的影响，这种影响直接从药物的功效上反映出来,在使用药物时也应当从天人相应的角度出发,这样才能收到良好的治疗效果。

除针具和药物外,中医学还有很多治疗手段均与地理环境有密切的联系。《素问·异法方宜论》中记载了东西南北中五方疾病的特点及与此相关的治疗工具:"东方之域……其病皆为痈疡,其治宜砭石,故砭石者,亦从东方来。西方者……其病生于内,其治宜毒药,故毒药者,亦从西方来。北方者……脏寒生满病,其治宜灸焫。故灸焫者,亦从北方来。南方者……其病挛痹,其治宜微针。故九针者,亦从南方来。中央者……故其病多痿厥寒热,其治宜导引按跷,故导引按跷者,亦从中央出也。"说明砭石、药物、针灸及导引等治疗工具及方法是根据地方区域疾病的特点不同而制作的,其应用范围也各不相同。

可见,中医学的治疗手段具有取之于自然、法象于天地的特点。从治疗工具的选择到治疗药物的具体运用,均是本着取法于天地自然的基本精神的。对于药物所具有的功效,中医学运用阴阳五行之理加以阐发,得心应手、游刃有余。两千多年来,中医学在实践经验的基础上,根据天人相应思想之主旨,不断充实和发展自己的理论体系,并取得了理想的临床疗效。中医学在治疗疾病时从天纪地理出发,充分考虑自然界中对人体生理病理变化有影响作用的因素;在治疗针具、针刺原则及用药原则上均体现出天人相应之特点来。可见,疾病的治疗不是由医者孤立确定和实施的。

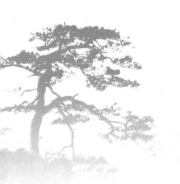

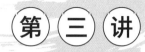

第三讲

养生保健要顺应自然

——养生保健不是由自身孤立习练而实现的

养生又名"摄生""道生""保生",所谓"养",即保养、调养、调摄、培养的意思;所谓"生",主要是指人的生命。可见,养生是采取各种方法以保养身体,增强体质,预防疾病,延缓衰老,其终极目的为延长寿命,改善生命质量。保健,即保护健康,指为保护和增进人体健康,防治疾病所采取的一系列的综合性措施,其终极目的是保持健康,进而长寿,从某种意义而言亦即养生。"养生"之意宽泛,可以包含"保健"之意。养生侧重养命,延年益寿;保健侧重健康,追求生命质量。然,笔者认为二者需得兼顾兼得。诚然,生命是最重要的,正如孙思邈所言"人命至重,有贵千金",生命是一切事物的基础与前提,生命结束,意味着一切将烟消云散。然而,健康地活着亦是非常重要的,有一个成语叫"生不如死",倘使这样,再长的寿命亦为痛苦煎熬。因此,生命除了要追求其长度,还需要追求其质量,这个质量便是健康。健康不只是没有疾病,WHO对健康的最新定义为:除了没有躯体的疾病,还要具备心理健康、社会适应能力,更可以延展为躯体健康、心理健康、心灵健康、社会健康、智力健康、道德健康、环境健康等范畴。健康是每个人追求的权利,亦是无可替代的宝贵财富;健康是富强的基本元素,是促进社会发展的基础条件。因此,笔者历来注重和提倡中医药养生、保健。结合笔者的体悟,养生保健可以用四个字概括,即"康、乐、美、寿",养生使人健康、养生使人快乐、养生使人美丽,养生使人长寿。如此,良性循环,乐得其怡。

中医学养生之论,医籍之多,医家之多,举不胜举。然,笔者认为可以用三个字总结,即"合则安",中医养生的最高要义是合适自己的便安好。"和"的基础是"合",有"合"才能"和"。任何养生之法,排除"十不"(不头晕、不咽痛、不心慌、不胸闷、不腹胀、不乏力、不尿黄、不便结、不经乱、不性减）即为"合"，有合方能和。

笔者认为，中医学的养生可以分为六个层面，即德、道、学、法、术、器。德者，仁爱、平和也；道者，法于天地，顺应自然，效法自然，因人、因时、因地制宜也。学者，养生的专门学问，包括历史、原理、流派、法则、方式等。法者，养生的总则和养生的要领、要义、要诀。术者，食养、药养、术养之流。器者，养生器械、器具、健康品也。养生之德引领养生之道，养生之道主导养生之学，养生之学统领养生之法，养生之法指导养生之术，养生之术选择养生之器。

德为养生之根，养德为养生之最高境界。明朝王文禄在《医先》论述"养德、养生无二术"，此论言简意赅，凸显德养之重要。儒家历来提倡"德者寿""仁者寿"，强调"志于道，据于德，依于仁"，此论历朝加以推崇，《礼记·中庸》引用孔子的话说"故大德……必得其寿，故天之生物，必因其材而笃焉，故栽者培之，倾者覆之"。汉代大儒董仲舒认为"仁人之所以多寿者，外无贪而内清净，心和平而不失中正。"《素问·上古天真论》早有言，"外不劳形于事，内无思想之患，以恬愉为务，以自得为功，形体不敝，精神不散，亦可以百数"。然，德之修养，意境高远。非常人能以得，非一朝一夕能见功，需得有"恒仁""恒和"，恬淡虚无，无为而治。在追求此境界的同时，更应该追求"道"之层面。道者，效法自然，生生不息，正所谓"上古之人，其知道者，法于阴阳，合于术数，食饮有节，起居有常，不妄作劳，故能形与神俱，而尽终其天年，度百岁乃去"（《素问·上古天真论》）。笔者以为，养生与保健不是由自身孤立习练而实现的，一定要"顺应自然，取之有道"。

一、养生需顺应自然的依据

人者，非孤立之身，与天地之间有着密切的关系。《素问·宝命全形论》有"天地合气，命之曰人"，又有"人以天地之气生，四时之法成"之说，可见，人之生离不开天地。可以说生命的起源在于天地日月，太阳之火提供生命能量的源泉，地球之水提供生命的形质原料。与宇宙之大环境而言，人体就是一个小的天地，它生长、生活在天体自然环境的包围之中，时时刻刻受大自然变化的影响。正常情况下，人体之内环境必须与自然之外环境保持动态、协调的平衡。若人体内环境变化，不能适应自然环境，就会产生疾病；若外界环境变化,人体之内环境不能很好地随之与其适应性地变化,亦会产生疾病。由此可见,人与自然界是一个统一的整体,自然界的种种变化,都会影响人体的生命活动。天有所变,人有所应,此即"天人合一"。天地与人之情志、气血、脏腑、经络、发病等有着密切的关系。

1. 对情志的影响

人的情志与自然环境密切相关。《内经》专有一篇《四气调神大论》论述之,后世《黄帝内经直解》指出:"四气调神者,随着春夏秋冬四时之气,调肝、心、脾、肺、肾五脏之神志也。"人之情志,怒、喜、忧、思、悲、恐、惊通过五行的关联与人体及外界自然环境有着密切的联系。肝在志于怒,肝旺于春;心在志于喜,心旺于夏;脾在志于思,脾旺于长夏;肺在志于悲,肺旺于秋;肾在志于恐,肾旺于冬。可见,人之情志密切联系自然界之生长化收藏。

2. 对气血津液的影响

气血是人体的重要组成部分,气血与人的生理及病理有着密切的联系,"人之所恃以生者,惟气与血耳"。自然环境对气血有着重要影响,《素问·八正神明论》载有"天温日月,则人血淖液而卫气浮,故血易泻,气易行;天寒日阴,则人血凝泣而卫气沉"。言及气候温和,日色晴朗时,则人的血液流行滑润,而卫气浮于表,血容易泻,气容易行;气候寒冷,天气阴霾,则人的血行也滞涩不畅,而卫气沉于里。

人体生理的气血盛衰与月亮盈亏直接相关,《素问·八正神明论》曰"月始生,则血气始精,卫气始行;月郭满,则血气实,肌肉坚;月郭空,则肌肉减,经络虚,卫气去,形独居",进而提出指导原则"月生无泻,月满无补,月郭空无治"。后世医家陈自明于《妇人大全良方》亦云"经血盈亏,应时而下,常以三旬一见,以象月则盈亏也"。

津液为人体的一切正常水液,其对人体的生理及病理有着重要影响。自然环境通过其变化影响津液。《灵枢·五癃津液别》指出:"天暑衣厚则腠理开,故汗出……天寒则腠理闭,气湿不行,水下留于膀胱,则为溺与气。"盖春夏阳气发泄,气血易趋向于表,故皮肤松弛,疏泄多汗;秋冬阳气收藏,气血易趋于里,表现为皮肤致密,故少汗多溺。

3. 对脏腑经络的影响

五脏六腑为人体核心,经络亦为人体重要的组成部分,二者均受自然环境的影响。《内经》有"肝旺于春""心旺于夏""脾旺于长夏""肺旺于秋""肾旺于冬"之论,五脏与四季有着密切关系,进而通过五行配属关系,五脏与自然界的五音、五味、五色、五化、五气、五方等均有了联系。经气的运行随着季节发生变化,《素问·四时刺逆从论》指出"春气在经脉,夏气在孙络,长夏在肌肉,秋气在皮肤,冬气在骨髓中"。

4. 对机体发病的影响

自然环境的变化对疾病的发生、发展、转归、预后有重要影响,有时甚至直接决定发病与否、发病的类型。四时气候有异,每一季节各有不同特点,因此除了一般疾病外,还有些季节性多发病。例如春季多温病,秋季多疟疾等。故《素问·金匮真言论》说"故春善病鼽衄,仲夏善病胸胁,长夏善病洞泄寒中,秋善病风疟,冬善病痹厥"。

昼夜晨昏对发病同样具有影响,《灵枢·顺气一日分十四时》将昼夜晨昏按季节分,即"以一日分为四时,朝则为春、日中为夏、日入为秋、夜半为冬"。虽然昼夜寒温变化的幅度并没有像四季那样明显,但对人体仍有一定的影响,故言"夫百病者,多以旦慧、昼安、夕加、夜甚……朝则人气始生,病气衰,故旦慧;日中人气长,长则胜邪,故安;夕则人气始衰,邪气始生,故加;夜半人气入脏,邪气独居于身,故甚也"。盖"故阳气者,一日而主外,平旦人气生,日中而阳气隆,日西而阳气已虚,气门乃闭"(《素问·生气通天论》)。

地域环境对发病亦具有一定的影响。《素问·异法方宜论》言"东方之域……其民皆黑色疏理。其病皆为痈疡,其治宜砭石……西方者……其民华食而脂肥,故邪不能伤其形体,其病生于内,其治宜毒药……北方者……其民乐野处而乳食,脏寒生满病,其治宜灸焫……南方者……其民嗜酸而食胕,故其民皆致理而赤色,其病挛痹,其治宜微针……中央者……其民食杂而不劳,其病多痿厥寒热,其治宜导引按跷"。盖南方多湿热,人体腠理多疏松;北方多燥寒,人体腠理多致密。

二、养生需顺应自然的方法

1. 顺应四时规律

顺应四时之规律就是要掌握自然界变化的规律,适应自然气候和外界环境的变化,让人不仅能够适应自然环境的变化,而且能逐步认识自然,掌握自然规律,即所谓"法于阴阳",正如《灵枢·本神》言"顺四时而适寒暑"。

四时各有其特性,故顺应四时养生各应有其法。"春三月,此谓发陈,天地俱生,万物以荣,夜卧早起,广步于庭,被发缓行,以使志生"(《素问·四气调神大论》)。此季,阳气初发,万物生发,欣欣向荣,人与自然相应,精神上要愉快中无杀伐之意,宜踏青问柳,登山赏花,临溪戏水,行歌舞风,陶冶情志,使自己的精神意志与春季大自然相应;起居上要夜卧早起,免冠披发,松缓衣袋,舒展形体,在庭院信步漫走,克服情志的倦懒之态,不宜过早去衣,以免乍暖乍寒,招致寒邪侵袭;饮食上应该少食酸收之品,多食辛甘发散之品,以防酸味敛肝,阻碍阳气的生发和肝气的疏泄,继而影响脾胃的运化;运动上应适当加强锻炼,以顺应春之生发。

"夏三月,此谓蕃秀,天地气交,万物华实,夜卧早起,无厌于日"(《素问·四气调神大论》)。此季,烈日炎炎,雨水充沛,万物竞长,隆盛蕃秀,精神焕发,热情洋溢,日新月异,人与自然相应,精神上重视心神调养,神清气和,快乐欢畅,胸怀宽阔,精神饱满,性格外向,以利于气机的通泄;起居上宜晚入睡,早起床,以顺应自然界阳盛阴衰的变化,午饭之后尽量午睡,一者避炎热之势,二者缓解疲劳;饮食上宜多食酸味以固表,多食咸味以补心,炎热之日,宜用西瓜、绿豆、乌梅、赤小豆等解渴消暑;运动上宜散步、慢跑、打太极拳、练气功等,避免剧烈运动,宜选清晨或傍晚凉爽之时。

"秋三月,此谓容平,天气以急,地气以明,早卧早起,与鸡俱兴"(《素问·四气调神大论》)。此季,万物收成,天气劲急,地气清肃,阳气收敛,人与自然相应,精神上应培养乐观情绪,避免凄凉、忧郁、烦躁,保持神志安宁,以避免肃杀之气,收敛神气,以适应秋天容平之气,故云"使志安宁,以缓秋刑,收敛神气,使秋气平;无外其志,使肺气清,此秋气之应,养收之道也"(《素问·四气调神大论》)。起居上应早卧早起,早卧以顺应阳气之收,早起,使肺气得以舒展,且防秋之太过,常备秋衣,随时增减;饮食上宜多酸少散,以收敛补肺,少食葱、姜等辛味之品,多食一点酸味果蔬,秋燥易伤津液,故饮食应以滋润为佳;运动上可开展各种运动,以应秋高气爽。

"冬三月,此谓闭藏,水冰地坼,无扰乎阳,早卧晚起,必待日光"(《素问·四气调神大论》)。此季,严寒凝野,朔风凛冽,阳气潜藏,阴气盛极,草木凋零,蛰虫伏藏,人与自然相应,精神上应安静凝神,控制情志,正所谓"使志若伏若匿,若有私意,若已有得"(《素问·四气调神大论》)。起居上宜早睡晚起,日出而作,保证充足的睡眠,以利于阳气潜藏,阴精积蓄;饮食上,宜用滋阴潜阳之食品以顺应节气,宜用热量高的膳食以抵御寒邪,如羊肉、谷类、龟鳖等,不宜生冷,不宜燥热;运动上宜坚持,俗话说"冬天动一动,少闹一场病",但需避开大风、大寒、大雪、雾露之时。

2. 顺应月之节律

人体的生物节律不仅受到太阳的影响,而且还受月亮盈亏的影响。《素问·八正神明论》言:"月始生,则血气始精,卫气始行;月郭满,则血气实,肌肉坚;月郭空,则肌肉减,经络虚,卫气去,形独居。是以因天时而调血气也。"月满时,血气充盛,内分泌最旺盛,不易发病,但容易激动;月空时,血气虚少,内分泌不足,邪易感内陷,容易神疲乏力。也就是说,人的功能状态在月球引力加大时趋于"高潮",减弱时趋于"低潮"。因此,我们需要应月养生,及时调整及发挥机体的自然抗病能力,避免助邪气损正气,积极主动地摄生养命。

3. 顺应昼夜规律

一天之内随昼夜阴阳消长进退,人的新陈代谢将发生相应的改变。《灵枢·顺气一日分为四时》有"以一日分为四时,朝则为春,日中为夏,日入为秋,夜半为冬"的说法,将一日类分为四季,故而一日之内可以类比四时之养生。又《素问·生气通天论》说"阳气者,一日而主外,平旦人气生,日中而阳气隆,日西而阳气已虚,气门乃闭"。可见,一日之中,人体之阳气生发并趋向于体表、隆盛、收敛、闭藏,十二经气血流注循行盛衰与昼夜交替、阴阳消长的规律相互呼应,同岁变动。据此,我们可以利用阳气的日节律,安排工作、学习,发挥最佳的智慧和潜能,指导日常生活,提高人体适应自然环境的能力,主动预防疾病,以延年益寿。

4. 顺应地域特点

地理环境对人体生理及病理有较大影响。《素问·五常政大论》有问:"一州之气,生化寿夭不同,其故何也?"其言:"高者其气寿,下者其气夭"。高,是指空气清新,气候寒冷的高山地区;下,是指平原地区。因为"高者气寒",万物生长缓慢,生长期长,寿命也就长。而"下者气热",万物生长较快,寿命就相应短促。又言"地之小大异也,小者小异,大者大异",可见,地域不同,环境有异,气候有别,自然对人的影响不同。故而,我们需要择良地而居,正如《千金翼方》所言"山林深远,固是佳境……背山临水,气候高爽,土地良沃,泉水清美……地势好,亦居者安",依此,应该选择一个空气新鲜,风景优美,阳光充足,气候宜人,水源清洁,整洁安宁的自然环境建居,如山林、海滨、农村、市郊等。应该避免环境恶劣之地,诚如《老老恒言》所说"卑湿之地不可居"。

自然环境对人体健康影响很大,当有害的环境因素长期作用于人体,或者超过一定限度,就要危害健康,促进早衰。空气、光线、水源、温度、湿度、气流、气候等均会影响身体健康,故李时珍在《本草纲目》载有"人赖水以养生,可不慎所择乎"。

人源自于天地,与自然具有相通、相应的关系,不论四时气候、昼夜晨昏,还是日月运行、地理环境,各种变化都会对人产生影响,故而机体之变化应该顺应自然之变化,此为合"道",即"法于阴阳"。然而,人需要积极主动地改造环境,使之更适合人的生存,遂有了"钻木取火""积木建屋",古人强调"我命在我,不属天地"(《西升经》),亦云"我命在我不在天"(《抱朴子内篇·黄白》),就是强调人在自然面前除了顺应,尚需要一定的主观能动性。

附　十种常见老年病的养生预防方法与经验方剂

一、高血压

1. 养生要诀
少食荤腥多食素,少吃甜咸喝点醋;
心胸开阔放眼量,闲言莫在心中度。

2. 养生方——孙光荣降压饮
石决明 20g,川杜仲 15g,川牛膝 15g,老钩藤 15g。
7 剂为 1 个疗程,水煎,代茶饮,隔 1 周再服 1 个疗程。

二、冠心病

1. 养生要诀
合掌击打膻中穴,悠闲漫步林泉歇;
适当运动子午觉,临睡温热涌泉穴。

2. 养生方——孙光荣宁心饮

生晒参 10g,生北芪 10g,紫丹参 10g,麦冬 10g,五味子 3g。

7 剂为 1 个疗程,水煎,代茶饮,可长期使用。

三、失眠症

1. 养生要诀

过酉不食不生气,暖足上床枕头低;

双手轻柔肾俞穴,柔服宽裳睡安逸。

2. 养生方——孙光荣安神饮

云茯神 10g,酸枣仁 10g,首乌藤 10g,制首乌 10g。

7 剂为 1 个疗程,水煎,每晚服用 1 次。

四、糖尿病

1. 养生要诀

莫食油炸与烧烤,莫寻闲言与烦恼;

不得暴饮与暴食,不得过逸与过劳。

2. 养生方——孙光荣五豆饭、孙光荣三清饮

孙光荣五豆饭:黄豆、黑豆、绿豆、白扁豆、赤小豆。

等量,视食量而加量,加适量食盐,蒸透,隔日代早餐。

孙光荣三清茶:荷叶 5g,山楂 5g,玉米须 5g,代茶。

五、肥胖症

1. 养生要诀

肥胖大多因先天,刻意减肥伤后天;

适当饮食和运动,节食汗泻却枉然。

2. 养生方——孙光荣消脂饭

干荷叶 10g,生山楂 10g。

蒸米饭,早餐 / 隔日。

六、瘙痒症

1. 养生要诀

血虚生风津精少,老年瘙痒最难熬;

滋阴补血保津液,保湿护肤很重要。

2. 养生方——养阴生津汤

全当归 10g,北枸杞 10g,天冬 10g,麦冬 10g,白鲜皮 10g,地肤子 10g。

7 剂为 1 个疗程,水煎,代茶饮,可长期使用。

七、胃溃疡

1. 养生要诀

胃脘不适真苦难,少食则痛多则胀;

注意少食又多餐,最忌酸辣把胃伤。

2. 养生方——孙光荣敛溃止痛汤

海螵蛸 10g,西砂仁 4g,延胡索 10g。

7 剂为 1 个疗程,水煎,代茶饮,可长期使用。

八、老年性慢性支气管炎

1. 养生要诀

遗传熬夜加烟酒,老慢支就跟着走;

保暖防寒常扩胸,补肾纳气缓中求。

2. 养生方——孙光荣止嗽定喘散

蛤蚧粉 5g,矮地茶 10g,炙冬花 10g,炙紫菀 10g,法半夏 5g,广陈皮 5g。

7 剂为 1 个疗程,水煎,代茶饮,可长期使用。

九、前列腺增生症

1. 养生要诀

小便余沥尿不尽,又胀又痛又失禁;

坚持早晚兜肾囊,性事频率要适当。

2. 养生方——孙光荣重振汤

益智仁 10g,台乌药 10g,菟丝子 10g,车前子 10g,路路通 10g,菝葜根 10g,蒲公英 10g。

7 剂为 1 个疗程,水煎,代茶饮,可长期使用。

十、老年性阴道炎

1. 养生要诀

又燥又痒不可当,带下黄白腥臭强;

洁阴洁巾又洁裳,切勿隐忍成大难。

2. 养生方——孙光荣净带洗剂

蛇床子 15g,百部根 15g,金银花 15g,土茯苓 15g,煅龙骨 20g,煅牡蛎 20g。

晨晚各坐浴 1 次,每次 5min,连续 7 天。

第二篇　形神合一是中医临证的辨识重点

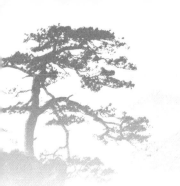

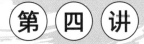

第四讲
形神是中医辨证元素的首要元素

——常用20个中医辨证基本元素与形神的关系

形,即形体;神,有广义与狭义之分,狭义者言之精神、思维、意识等,广义者指一切生命活动,此处当取狭义之范畴。形与神必须相结合、相统一,此即形神一体观,是人体作为一个有机整体的重要组成内容,总体归属于中医整体观的范畴。

形主要通过望诊而得,亦得问、闻、切三诊旁参,统筹兼顾所有信息,以判明真假。望形,是指通过观察患者形体的强弱、胖瘦及体形特点等来诊察病情的方法,又称之为望形体。

明形体,对疾病的判断意义重大,诚如《素问·三部九候论》所言"必先度其形之肥瘦,以调其气之虚实",医者对患者的第一印象便为形体,形胖、形瘦,立可判定,虚实之性,以略了然。人之形体与五脏六腑、四肢百骸在生理功能和病理变化上都有着密切的关系,《素问·经脉别论》有言"诊病之道,观人勇怯、骨肉、皮肤,能知其情,以为诊法也"。《经》有言如此,后历代医家多推崇,足显形体之意义受众医者所重视。

宏观而言,可定强、弱、胖、瘦。形强者,体多强,身体强壮,骨骼健壮,胸廓宽厚,肌肉充实,皮肤润泽,筋强力壮,足显气血旺盛,脏腑坚实,身体健康,即使有病,亦为新感,为小疾;形弱者,体多弱,身体衰弱,骨骼细小,胸廓狭窄,肌肉消瘦,皮肤干枯,筋弱无力,示为气血不足,体质虚弱,脏腑脆弱,容易得病,为久病,或为重病;形胖者,体多重,肉盛于骨,脂肪偏多,头圆颈粗,肩宽胸厚,大腹便便,肥而能食,形气有余,肥而少食,形盛气虚,二者均多聚痰湿,故古人有云"肥人多痰""肥人多湿";形瘦者,体多轻,肌肉消瘦,头细颈长,胸狭平坦,腹部瘦瘪,体形瘦长,甚者大肉尽脱,毛发枯槁,形瘦食多,中焦火炽,形瘦食少,中气虚弱,二者多气火有余,且阴虚居多,故古人有云"瘦人多火"。

微观而言,可判皮、肉、脉、筋、骨。此五者是构成躯体身形的五种基本要素,称为"五体"。五体与五脏具有对应关系,即肺合皮毛、脾合肌肉、心合脉、肝合筋、肾合骨,可以根据五体的强弱反应五脏精气的盛衰,正如《难经·十四难》所载五损之说"一损损于皮毛,皮聚而毛落;二损损于血脉,血脉虚少,不能荣于五脏六腑;三损损于肌肉,肌肉消瘦,饮食不为肌肤;四损损于筋,筋缓不能自收持;五损损于骨,骨痿不能起于床"。

更有体形体质以决气血阴阳之论,早在《内经》便有形体分类和体质关系的论述,"五形人""五态人""阴阳二十五人"就是相关记载,后世医家在此基础上多有阐发,但总体不越三类,即阴脏人、阳脏人、阴阳平和人。《医学心传》载"阴脏者阳必虚,阳虚者多寒,阴脏所感之病,阴者居多""阳脏者阴必虚,阴虚者多火,阳脏所感之病,阳者居多""平脏之人,或寒饮或热食,俱不妨事。即大便一日一度,不坚不溏。若患病,若系热者不宜过凉,系寒者不宜过热。至于补剂,亦当阴阳平补"之说。

神之来源于先天之精。男女构精,化生为人,即父母之精的结合孕育了生命,此后,也便产生了神,故《灵枢·本神》曰"故生之来谓之精,两精相搏谓之神,随神往来者谓之魂,并精而出入者谓之魄"。

神主要通过望诊而得,亦得问、闻、切三诊旁参,统筹兼顾所有信息,以判明真假。望神,是指通过观察人体生命活动的整体表现来判断健康状态,了解病情的方法。既包括对脏腑功能活动表征的观察,也包括对意识、思维、情志活动状态的审察,是对神气与神志的综合观察判断。

通过察神可以了解人之气、血、津液的情况,此三者为神的物质基础,《灵枢·平人绝谷》云"神者,水谷之精气也",《灵枢·营卫生会》亦云"血者,神气也"。只有气血津液充足,脏腑组织功能才能正常,人体才能表现出良好的神气状态,正如《素问·六节藏象论》所言"气和而生,津液相成,神乃自生",反之,气血津液不足,神无以化,神无以养,故而少神、失神、假神、神乱等。

察神之重点在于双目、面色、神情及体态。古人云"人之神气,栖于二目"(《医原·望病须察神气论》),此言言及两目最能传神。目为五脏六腑之精气汇聚之地,《灵枢·大惑论》有言"五脏六腑之精气,皆上注于目而为精"，又言"目者，神气所生也"，故而，观察两目为望神之重中之重。目光炯炯，精采内含，运动灵活，谓之有神，反之，双目无采，晦暗呆滞谓之无神。面部颜色亦是神气的外在重要征象。心主藏神，其华在面，故而面部皮肤的颜色及光泽的变化，能够比较准确地反映心神的充沛。皮肤荣润，红光满面，谓之有神；皮肤枯槁，面色晦暗，谓之无神。诚如《医门法律·望色论》所言："色者，神之旗也，神旺则色旺，神衰则色衰，神藏则色藏，神露则色露。"神情是精神意识和面部表情的综合体现，是心神和脏腑精气盛衰的外在表现。神志清晰，思维有序，表情自然，谓之有神；神志不清，思维紊乱，表情淡漠，谓之无神。人体的形体动态也是反映神之盛衰的主要标志之一。形体丰满，动作敏捷，摇转自如，多为有神；消瘦枯槁，动作迟缓，转侧艰难，多为无神。

有神，即得神，多表现为神志清楚，语言清晰，目光明亮，精采内含，面色红润，表情自然，肌肉不削，体态自如，动作灵活，反应灵敏，呼吸均匀。无神，即神之异乱，包括少神、失神、假神、神乱。少神，又称神气不足，多表现为精神不振，嗜睡健忘，目光乏神，双目少动，面色少华，肌肉松弛，倦怠乏力，动作迟缓，少气懒言，食欲减退。失神，又称之为无神，多表现为精神萎靡，意识模糊，目暗睛迷，瞳神呆滞，面色无华，表情淡漠，肌肉瘦削，动作失灵，循衣摸床，撮空理线，气息微弱。假神，古人称为"回光返照"或"残灯复明"。患者本已神志不清，却突然精神转佳，语言不休，想见亲人；本已目光晦暗，却突然目似有光；本已面色晦暗，却突然颧红如妆；本已卧床不起，却突然想下床活动；本已不欲饮食，却突然索食大吃。神乱，是指神志意识错乱失常，多表现为焦虑恐惧，淡漠痴呆，狂躁妄动，猝然昏仆等。

可知，神之产生与人体精气、脏腑功能及形体的关系十分密切，精气是神的物质基础，神是精气的外在表现。了解神的情况，便知气血、津液、五脏六腑及形体的情况，故而察神当为诊断之要素，正如《素问·移精变气论》所言"得神者昌，失神者亡"。

察形，是具体的把握；察神，是抽象的掌控。一个是具体可见，客观存在，一个是要经过信息加工得出的主观判定，但二者之间联系密切，神为形之主，形为神之舍。临证之要，定要"形神合参"，一般而言，体健则神望，体弱则神衰。正如《素问·上古天真论》所言"形与神俱"，若当神形表现不一时,更应该引起注意,如久病形羸色败,虽神志清醒,亦属于失神;新病神昏,虽然形体丰满,亦非良兆也。

综上所言,笔者以为形与神是中医辨证纲领中的首要辨证元素,而二者多以望诊所得,故而当为首功,正所谓"望而知之谓之神"(《难经·六十一难》),古今医之大家,多通过"第一印象"确定患者形与神的情况,继而通过把脉进一步求证并佐证相关信息,如此,患者不开口,病情已了然于心,凡此种种,留下多少千古传奇与佳话,实乃中医理论之高深也,中医魅力之无穷也。

余在临证之中,首重形与神的辨识,执此纲领,大义明之,方向准确,药多有效。然形与神,除望而得之,尚须旁参问、闻、切,故吾在临证之中总结其他辨证要素 19 种,其中一般辨证要素 10 种,即时令、男女、长幼、干湿、劳逸、鳏寡、生育、新旧、裕涩、旺晦。主要辨证要素有 9 种,即盛衰、阴阳、表里、寒热、虚实、主从、标本、逆顺、生死,加上形神之要素,也是 10 种辨证要素。19 种辨证元素与形神有一定的联系,旁参这些信息,更能够准确地掌握形与神的情况,笔者将从一般情况、认知方式、思辨重点、临床意义、与形神之联系等五个方面分论之于下。

一、一般元素

(一) 时令

1. 一般情况

时令,即时令季节,古来有 24 节气,即立春、雨水、惊蛰、春分、清明、谷雨、立夏、小满、芒种、夏至、小暑、大暑、立秋、处暑、白露、秋分、寒露、霜降、立冬、小雪、大雪、冬至、小寒、大寒,不同节气气候有异,对人体之生理及病理有较大影响。《素问·宝命全形论》言"人以天地之气生,四时之法成",人是自然界的产物,自然界天地阴阳之气的运动变化与人体息息相关。

气候是由自然界阴阳二气的消长变化而产生的阶段性天气征象。一年间气候的变化规律是春温、夏热、秋凉、冬寒,故而自然界的生物顺应这种规律发展,出现春生、夏长、秋收、冬藏,人体的生理也随着季节气候的规律性变化而出现相应的适应性调节。如人之脉象随四季而变,春弦、夏洪、秋毛、冬石。

在四时气候的变化中,每一季节都有其不同特点。因此,除一般性疾病外,常可以发生一些季节性多发病或时令性流行病。在疾病发展过程中,或某些慢性病恢复期中,也往往由于气候剧变或季节交替而使得病情加重、恶化或旧病复发。如关节疼痛的病证,常遇到寒冷或阴雨天气时加重。

2. 认知方式

时令季节比较好认知,根据农历时间记忆即可,或每次临证之前查阅一下时令季节,并大体了解此时令的特点,如惊蛰,蛰是藏的意思。惊蛰是指春雷乍动,惊醒了蛰伏在土中冬眠的动物,对应人体而言,闭藏受到影响,气血流动加速。小暑,暑是炎热的意思。小暑就是气候开始炎热,暑为阳邪,侵袭机体伤津耗气,特别容易夹杂湿邪感病。

3. 思辨重点

首先要考虑该病的发生与时令季节有无关系,如夏季感冒,多为暑湿感冒,此病的发生与时令季节密切相关;小儿秋季腹泻,多为轮状病毒感染所致,此季节易促长此病毒滋生。其次,要考虑该病证的发生是否与此时令季节相应,如大暑季节所致热证是相应之证,寒证为相逆之证。大寒季节所致寒证为相应之证,热证为相逆之证。

4. 临床意义

根据时令季节的特点,可以辨识该病是否为时病,使之根据时令特点来处理;可以辨别病证的特点是否与时令相应,以预测证候的逆顺,相应者为顺证也,相逆者为逆证也。可以按照时令季节的特点指导临床用药,正如《素问·六元正纪大论》所说"用寒远寒,用凉远凉,用温远温,用热远热"。夏季炎热,机体阳气旺盛,腠理疏松开泄,容易汗出,即使感受风寒而致病,辛温发散之品不宜过用,以免伤津耗气或助热生变。寒冬时节,人体阴盛而阳气内敛,腠理致密,同是感受风寒,则辛温发表之剂用之无碍;但此时病当热证,则当慎用寒凉之品,以防损伤阳气。暑热之季,多有夹湿,故暑天治病,必须注意清暑化湿。秋燥之季,病邪多燥,应注意滋养濡润,慎用枯燥之剂。

5. 联系形神

时令季节对形神均有一定影响,春多风,主升发,形体舒展,神意畅达;夏多热,兼有湿,形体困倦,神意烦闷;秋多燥,伤津气,形体䐃瘦,神意肃寂;

冬多寒,形体蜷缩,神意闭藏。

（二）男女

1. 一般情况

男女指性别而言,男女有别,男子属阳,多气,以肾为先天;女子属阴,多血,以肝为先天。《素问·上古天真论》有言:"女子七岁,肾气盛,齿更发长;二七而天癸至,任脉通,太冲脉盛,月事以时下,故有子;三七肾气平均,故真牙生而长极;四七筋骨坚,发长极,身体盛壮;五七阳明脉衰,面始焦,发始堕;六七三阳脉衰于上,面皆焦,发始白;七七任脉虚,太冲脉衰少,天癸竭,地道不通,故形坏而无子也。丈夫八岁,肾气实,发长齿更;二八肾气盛,天癸至,精气溢泻,阴阳和,故能有子;三八肾气平均,筋骨劲强,故真牙生而长极;四八筋骨隆盛,肌肉满壮;五八肾气衰,发堕齿槁;六八阳气衰竭于上,面焦,发鬓颁白……"可知,不同阶段之男女生理及病理存在一定的差别。

2. 认知方式

主要通过望诊而知,普通男女辨识肉眼可知,少数需进一步问诊以及检查外生殖器等情况。

3. 思辨重点

从面容、身形、气质、性格、步态、声音、皮肤等可辨识,男性者多具阳刚之气,女性者多具阴柔之质,然有难以鉴别者,须从外生殖器或内生殖器可见,有双重性别者,则要进行染色体核型分析。亦有少数性别更换者,抑或同性恋患者需得问诊而知。

4. 临床意义

男女之生理有别决定其疾病所归亦有所别,故而辨明本病是否与性别有关具有较大临床意义。如月经病、带下病为妇女之专病,多从气血论治;前列腺炎、前列腺增生症为男子之专病,多从肾肝论治。即使同为感冒之证,男女用药亦应该有所差别。

5. 联系形神

男女与形神有着密切关系,男子形多高大,肩宽胸厚,四肢粗壮,神多以气养。女子形多瘦小,肩窄胸薄,四肢纤细,神多以血养。

（三）长幼

1. 一般情况

长幼实则为年龄之别，年龄不同，则生理功能、病理反应各异，自然治法应该区别对待。

2. 认知方式

通过望诊、问诊即可了解年龄。

3. 思辨重点

掌握患者的真正年龄，察其形与神是否与年龄相称，了解其发育是否正常。对于时间年龄与发育状况严重不匹配者，需要了解其骨龄发育情况，真正掌握患者的生理年龄。

4. 临床意义

辨别患者的年龄对了解其生理及病理状况有较大帮助，对临床用药有较大指导意义。小儿生机旺盛，但脏腑娇嫩，气血未充，发病则易寒易热，易虚易实，病情变化较快，用药量宜轻，疗程宜短，忌用峻剂；青壮年则气血旺盛，脏腑充实，发病多邪正相争剧烈，多为实证，可以侧重于攻邪泻实，用药量可重；老年人生机减退，气血日衰，脏腑功能衰减，病多表现为虚证，或虚中夹实，多用补虚之法，或攻补兼施，用药量应比青壮年少，讲究中病即止。

察患者的长幼尚可以了解天癸的至与否，绝与否，早衰与否，可以进一步了解病因情况，是因病致衰还是因衰而致病。对于生理发育严重落后于时间年龄者，多为"五迟"之范畴。

5. 联系形神

长幼与形神有一定的关系，年小者，形多娇嫩，形气未充，神意不足；殆至长极，形骸赅备，神意充沛；及至老年，形体消减，神意渐弱。至于早衰者、五迟者，形神皆不足，多为先天肾精不足，后天脾胃失养。

（四）干湿

1. 一般情况

干湿者，实则居住之环境也。不同的地域，地势有高下，气候有寒热燥湿，水土性质各异，正所谓"一方水土养育一方人"。

2. 认知方式

主要通过问诊而得之,可以旁参望诊。

3. 思辨重点

问询患者的原籍、长期居住地、现居住地,根据提供信息,了解所在地之气候特点及民俗风情。

4. 临床意义

了解患者居住地之干湿,可以明了此病是否与所在环境相关,可以针对性采取措施。如我国东南之处,滨海傍水,地势低洼,气候温暖潮湿,患者腠理多疏松,阳气容易外泄,容易外感邪气而致感冒,风热者居多,多采用桑叶、菊花、薄荷之类。即使因风寒所致,亦多选用荆芥、防风,即使用及麻黄、桂枝,亦应该减量而施之。

5. 联系形神

干湿与形神有一定关系,所居北方者,多干燥,形多粗壮;所居南方者,多湿热,形多瘦小。

(五) 劳逸

1. 一般情况

劳逸是指劳累和安逸,劳逸结合是保证人体健康的必要条件,如果劳逸失度,或长时间过于劳累,或过于安逸,都不利于健康,可以导致脏腑经络及精气血津液神的失常,进而导致疾病的发生。

2. 认知方式

主要通过望诊与问诊得知。

3. 思辨重点

通过问询了解患者是多脑力劳动还是多体力劳动,患者目前是处在悠闲状态还是处在繁忙状态,是否有较大的压力及思想包袱。

4. 临床意义

过劳、过逸均可以导致疾病。过劳又曰"过度劳累",包括劳力过度、劳神过度、房劳过度三种。劳力过度,又称"形劳",长时间过度用力可以耗伤脏腑精气,导致脏腑之气虚少,继而功能减退。正如《素问·举痛论》所言"劳则气耗"。劳力过度尚可以导致形体损伤,长时间用力可以导致形体组织损伤,久而积劳成疾,正如《素问·宣明五气》所言"久立伤骨,久行伤筋"。劳神过度,又称"心劳"或"神劳",长时期用脑过度,思虑劳神而积劳成疾。房劳过度,又称"肾劳",房事太过,或者频繁手淫等耗伤了肾精与肾气,导致肾精肾气耗伤,根本动摇,而见腰膝酸软、耳鸣盗汗等,正如《素问·生气通天论》所言"因而强力,肾气乃伤,高骨乃坏"。过逸即"过度安逸",长期不劳作、不思考问题,生活安逸,居安无危,可以导致气机不畅,进而脏腑功能减退,脾胃呆滞不振,久则津液代谢异常。过逸尚可使得阳气失于振奋,导致脏腑经络功能减退,体质虚弱,正气不足,抵抗力下降,正如《素问·宣明五气》所言"久卧伤气,久坐伤肉"。

5. 联系形神

劳逸与形神关系较为密切。劳逸需结合,劳逸需适度,过劳可以耗伤形神,劳神而又伤肉,过逸亦可致气机不畅,阳气不振而神情不专,形体消减。

(六) 鳏寡

1. 一般情况

鳏指鳏夫,指无妻或丧妻的人;寡指寡妇,指丧夫的人。和谐正常的夫妻生活能够使人保持良好的情绪,促进气血津液的运行,反之则阴阳失调,情志紊乱,酿生疾病。

2. 认知方式

主要通过问诊而获知。

3. 思辨重点

通过问询了解患者是否结婚,是否独居,是否离异,是否有丧偶情况,是否有正常稳定的房中之事。进一步求证病因,辨明该病的发生是否与鳏寡有关,是疾病导致了鳏寡,还是鳏寡导致了疾病。

4. 临床意义

古来强调"阴阳和",鳏寡之人从家庭而言,阴阳已经失和,此将影响情志,或直接伤及内脏,尤及心、肝、脾,或影响脏腑气机,悲则气消,思则气结,继而发为情志病。更有终生未婚者,应该察查有无隐疾及心理障碍。

5. 联系形神

鳏寡与形神有一定关系,突致鳏寡,多影响情志,伤及心神。

（七）生育

1. 一般情况

生育多与生殖功能及胎产后疾病有关，了解男子不孕不育、早泄、阳痿等情况，了解女子不孕不育、早孕、妊娠次数、生产胎数等情况。

2. 认知方式

多通过问诊与切诊得知，问诊可了解男子不孕不育、性生活等情况，可了解女子不孕不育、经带胎产等情况，切诊可以了解气血情况及是否早孕。

3. 思辨重点

明辨患者是否怀孕，有无异常；明确患者是否不孕不育，是全不产还是断绪；问询患者性生活情况；问询女子妊娠次数、流产次数、产子情况。

4. 临床意义

男子二八肾气盛，天癸至，精气溢泻，阴阳和，故能有子，女子二七而天癸至，任脉通，太冲脉盛，月事以时下，故有子。可见天癸是生育产子之关键，天癸是肾精及肾气充盈到一定程度而产生的，具有促进人体生殖器官发育成熟和维持人体生殖功能作用的一种物质，天癸主要源自肾，故而生育情况能够较好地了解肾气、肾精的情况。生育问题尚可指导用药，怀孕期用药一定要慎重，有慎用者，有忌用者，多次妊娠胎产者，应该多兼顾补益气血。

5. 联系形神

生育辨证要素与形神有一定关系，不孕不育者，多肾气、肾精不足，形神不足；多次妊娠、多胎、多子者多损及肾气、肾精，亦会衰减形神。

（八）新旧

1. 一般情况

病之新旧多就病程而言，病程短多为新病，病程久多为旧病。"新病"是相对"旧病"而言，旧病是中医问诊之一，《十问歌》明确载有"九问旧病十问因"，相当于现代医学之既往史，现多已经痊愈，不再治疗，新病多为现代医学之现在史。

2. 认知方式

新旧的确定多由问诊而定，问发病的时间及其持续的时间便可知。

3. 思辨重点

通过问询了解起病时间,确定病为新病还是旧病,伤为新伤还是旧伤,了解起病时间。

4. 临床意义

辨明新旧可进一步明确病因,可了解新病引发旧病还是旧病带发新病,可以根据新病与旧病以辨明标证与本证,进一步指导治疗,即当务之急,当从新病论治还是从旧病切入。

5. 联系形神

新旧辨证要素与形神有一定关系,新病多在短期内不影响形神,旧病时日久远,可能耗气伤精,继而损伤形神。

(九) 裕涩

1. 一般情况

裕即富裕,涩即贫穷。裕涩多指患者家庭条件和经济条件,人之生理及病理受情志有较大影响,而裕涩往往会影响情志。经济条件宽裕者,多心情良好,精神振奋,人际关系较好,有利于身心健康;经济条件拮据者,多愁闷忧虑,思想负担重,不利于身心健康。

2. 认知方式

通过问诊及望诊可以获知此要点。

3. 思辨重点

通过问诊及望诊可以了解患者是富裕还是贫穷,临证通过患者信息可以侧面了解相关情况,如是否为医保患者、家中人员组成、职业等。了解患者既往有无过度治疗及不及治疗、有无过度检查及不及检查。

4. 临床意义

贫与富对人体没有绝对的影响,关键要看以何心态处之。一般而言,经济地位过好,养尊处优,肥甘厚腻,容易使人骄恣纵欲;经济地位低下,容易使人自卑颓丧,二者均有弊端,久之,可影响人体脏腑功能和气血运行。当经济条件有巨大波动时会影响人之生理与病理状态,《素问·疏五过论》指出"尝贵后贱"可以导致"脱营"病变,"尝富后贫"可以导致"失精"病变。

5. 联系形神

裕涩辨证要素与形神有一定联系。裕者,物欲丰富,肥甘厚腻,体态多丰腴;涩者,家境贫寒,粗茶淡饭,体态消瘦。从物质而言,裕涩对神无太多影响,然而,从情志而言,裕者多心情舒畅、神采奕奕,涩者多情志抑郁、神思萎靡。

(十) 旺晦

1. 一般情况

旺,指顺利,处在顺境;晦,指不顺,处在逆境。旺晦多影响情志,从而影响人之生理及病理状态。

2. 认知方式

通过问诊及望诊可知该辨证要素。

3. 思辨重点

问询患者的生活处境的顺与逆,家庭环境是否和睦,工作是否顺心,情绪是否良好。了解本病是否与所遭境遇有关系,是否与情绪有关。

4. 临床意义

旺者多喜,晦者多怒、忧、思、悲,然此之情志长久刺激均会引发或诱发疾病的发生。诚如《灵枢·百病始生》云"喜怒不节则伤脏"。通过旺晦的了解尚可指导治疗,判断在治疗本病的时候是否需要兼调情志。

5. 联系形神

旺晦之辨证要素与形神有一定关系,旺晦多由情志而影响神情,旺者多喜,神志多佳,晦者多悲,神志不佳。

二、重要元素

(一) 盛衰

1. 一般情况

盛衰多指邪正的盛与衰。《素问·通评虚实论》云"邪气盛则实,精气夺则虚"。虚与实一般是相对而言的,实指邪气盛,是以邪气亢盛为矛盾的主要方面;虚指正气不足,是以正气虚损为矛盾的主要方面。正气与邪气两种力量不是固定不变的,而是在其不断的斗争过程中所发生的力量的消长盛衰变化。

2. 认知方式

盛与衰一般通过望、闻、问、切四诊综合而得,然笔者临证体悟,切诊当为其中之重点,脉数、滑、洪等多为盛,脉细、虚弱无力等多为衰。

3. 思辨重点

辨别盛衰,即辨明虚实。笔者在临证体悟,重点需要辨别气血之虚实,是气血旺盛,还是气血亏虚,有无气滞、有无血瘀。

4. 临床意义

盛者有两层含义,一指邪气,一指正气。邪气盛者,多实证,常见于外感六淫和疫疬致病的初期和中期,或由于水湿、痰饮、食积、气滞、瘀血等引起的内伤病证。实证多见于体质比较壮实的患者。正气盛者,气血多充足,体质多强壮,一般不容易生病,即使感病亦较轻,且容易康复。衰多指正气不足,多虚证,多见于素体虚弱,精气不充,或病程日久,耗伤人体的精血津液,正气化生无源。

盛衰不是绝对的,有虚实错杂,其可分虚中夹实、实中夹虚两类;有虚实转化,其可分为由实转虚和因虚致实两种;尚有虚实真假,包括真实假虚和真虚假实。盛衰与疾病的转变密切相关,大体可以分为正胜邪退、邪去正虚、邪胜正衰、邪正相持四种情况。

5. 联系形神

盛衰与形神密切相关。邪气盛者可影响形神,病久伤形,邪气重者扰神、乱神。正气盛者,精气足,培形而育神。正气衰者,精气血津液皆不足,形体亦不充,神无以养,故而可出现少神、失神等。

(二) 阴阳

1. 一般情况

阴阳是中国古代哲学的一对范畴,是对自然界相互关联事物的总括。阴阳是归类病证类别的两个重要纲领,它无所不指,亦无所定指,疾病的性质、证的类别及临床表现,均可以用阴阳进行概括或归类。如《素问·阴阳应象大论》说:"善诊者,察色按脉,先别阴阳。"后续医家秉承此观念,《类经·阴阳类》云"人之疾病,必有所本,故或本于阴,或本于阳,病变虽多,其本则一",《景岳全书·传忠录》亦云"凡诊病施治,必须先审阴阳,乃为医之纲领,阴阳无谬,治焉有差? 医道虽繁,而可以一言蔽之者,曰阴阳而已"。

2. 认知方式

可以通过望、闻、问、切四诊合参获得阴阳的信息,但首重望诊。

3. 思辨重点

辨别人体生理之阴阳,应熟知人体组织结构之阴阳归属,以及人体生理功能之阴阳归类。对病因的阴阳分类要辨别清楚,对病理变化的阴阳属性要辨识清晰,如阴偏盛、阳偏盛、阴偏衰、阳偏衰、阴损及阳、阳损及阴、阴盛格阳、阳盛格阴、亡阴证、亡阳证。要细辨面色、脉象、舌象、声音是否一致,是否类归阴与阳。

4. 临床意义

色泽鲜明者多属阳,色泽晦暗者多属阴。语声高亢洪亮、多言躁动者,多属实、属热,为阳;语声低微无力、少言而沉静者,多属虚、属寒,为阴。呼吸微弱,多属于阴证;呼吸有力,声高气粗,多属于阳证。躁动不安多属于阳,蜷卧静默多属于阴;身热恶寒多属于阳,身寒喜暖多属于阴。寸部脉为阳,尺部脉为阴,脉至者为阳,脉去者为阴;数脉多为阳,迟脉多为阴;浮大洪滑,脉多为阳;沉涩细小,脉多为阴。症见面色苍白、四肢逆冷、精神萎靡、畏寒蜷卧、脉微欲绝者,兼有面红、烦热、口渴、脉大无根者多为阴盛格阳,即真寒假热证;症见壮热、面红、气粗、烦躁、舌红、脉数大有力者,兼有四肢厥冷、脉沉伏者多为阳盛格阴,即真热假寒证。症见冷汗淋漓、心悸气喘、面色苍白、四肢逆冷、畏寒蜷卧、精神萎靡、脉微欲绝等症多为亡阳证;症见大汗不止、烦躁不安、心悸气喘、体倦无力、脉数躁动等症多为亡阴证。

5. 联系形神

阴阳之辨证要素与形神有重要关系,形神多可以用阴阳的事物属性去归类,形强神充多为阳,形弱神失多为阴。

(三) 表里

1. 一般情况

表里是辨别疾病部位之内外、深浅之重要纲领。表与里是一对相对的概念,皮肤多属表,筋骨多属里;腑多属表,脏多属里;络多属表,经多属里;三阳经多属表,三阴经多属里。一般而言,身体的皮毛、腠理在外,属表;血脉、骨髓、脏腑在内,属里。表里辨别多对外感疾病的诊断及治疗有重要意义,它是对外感疾病发展阶段性的基本认识,它可以说明病情的轻重深浅及病机变化的趋势,从而把握疾病演变的规律,取得诊疗的主动性。

2. 认知方式

可以通过望、闻、问、切四诊合参获得表里的信息,但首重切诊。

3. 思辨重点

问明起病时间与日常及其发病的诱因,问明病痛之所在,明确掌握病位。弄清病在体表还是脏腑,在经还是在络,辨清当前主要是表证未除还是里证未显,关键是表为主还是里为主。

4. 临床意义

症见新起恶风寒,或恶寒发热,头身疼痛,喷嚏,鼻塞,流涕,咽喉疼痛,微有咳嗽、气喘,舌淡红,苔薄白,脉浮者,多为六淫、疫疠等邪气,经皮毛、口鼻侵入机体的初期阶段,正气抗邪于肌表,发为表证;症见寒热往来,胸胁苦满,心烦喜呕,默默不欲饮食,口苦,咽干,目眩,脉弦者,所谓半表半里之证;症见非表证与半表半里之证者,多为脏腑、气血、骨髓等受病,发为里证。

5. 联系形神

寒热之辨证要素与形神有重要关系。表证者,形神多不受损害;里证者,形神多有损害。

(四) 寒热

1. 一般情况

寒热是辨别疾病性质的两个重要纲领。寒有表寒与里寒之分,表寒者多为外感寒邪,里寒者多为阳气虚衰而致阴寒内盛。热有表热与里热之别,表热者多为外感之火热之邪,里热者多为阴液不足而致阳气偏亢所致。《素问·阴阳应象大论》言"阳胜则热,阴胜则寒",《素问·调经论》言"阳虚则外寒,阴虚则内热"。

2. 认知方式

可以通过望、闻、问、切四诊合参获得寒热的信息,但首重问诊。

3. 思辨重点

问清患者发热、发寒的时间、程度、部位、主诉,厘清先寒后热、先热后寒,是否有寒热往来,是否伴发寒战,务必辨清寒热真假。

4. 临床意义

症见恶寒喜暖,肢体蜷缩,冷痛喜温,口淡不渴,痰、涕、涎液清稀,小便清长,大便溏薄,面色白,舌淡苔白,脉紧或迟者,多为感受寒邪或阳虚阴盛,导致机体活动功能受到抑制,发为寒证;症见发热、恶热喜冷,口渴欲饮,面赤,烦躁不宁,痰、涕黄稠,小便短黄,大便干结,舌红少津,苔黄燥,脉数等,多为感受热邪,或脏腑阳气亢盛,或阴虚阳亢,导致机体功能活动亢进,发为热证。

吾多年研习《中藏经》,总结其寒热,多以面色、身神、脉象、主诉四者为要素,即以形证脉气为依据,可分为脏寒证、脏热证;腑寒证、腑热证。肝寒证,见"两臂痛不能举,舌本燥,多太息,胸中痛,不能转侧,其脉左关上迟而涩";肝热证,见"喘满而多怒,目疼,腹胀满,不嗜食,所作不定,睡中惊怖悸,眼赤视不明,其脉左关阴实"。心寒证,见"心有水气则痹,气滞身肿,不得卧,其阴肿";心热证,见"左手寸口脉大甚,则手内热赤,肿太甚,则胸中满而烦,澹澹,面赤,目黄"。脾寒证,见"吐涎沫而不食,四肢痛,滑泄不已,手足厥,甚则颤栗如疟";脾热证,见"面目黄赤,季胁痛满"。肺寒证,见"喘咳,身但寒不热,脉迟微";肺热证,见"唾血,其脉细、紧、浮、数、芤、滑"或"胀满,喘急,狂言,瞑目""口鼻张,大小便头俱胀,饮水无度"。肾寒证,见"阴中与腰脊俱疼,面黑耳干,哕而不食,或呕血"或"腹大,脐肿,腰重痛,不得溺,阴下如牛鼻头汗出,大便难,其面反瘦";肾热证,见"口舌干焦,而小便涩黄",或"口热舌干,咽肿,上气,咽干及心烦而痛,黄疸,肠澼,痿厥,腰脊背急痛,嗜卧,足下热而痛,胻酸"。

又如,胆寒证,见"恐畏,头眩不能独卧";胆热证,见"惊悸,精神不守,卧起不宁,多睡"。小肠寒证,见"泄脓血,或泄黑水""下肿重";小肠热证,见"口生疮,身热去来,心中烦满,体重,小便赤涩"。胃寒证,见"腹中痛,不能食冷物""左关上脉浮而迟";胃热证,见"面赤如醉人,四肢不收持,不得安卧,语狂,目乱,便硬,唇黑,热甚则登高而歌,弃衣而走,癫狂不定,汗出额上,齁齁止,左关上脉浮而数"。大肠寒证,见"溏泄";大肠热证,"(便)结,胀满而大便不通,垢重;热极则便血"。膀胱寒证,见"小便数而清";膀胱热证,"气急,苦小便短涩而不利"。三焦寒证,见"不入食,吐酸水,胸背引痛,咽干";三焦热证,见"上焦实热则额汗出身无汗,能食而气不利,舌干口焦咽闭,腹胀,时时胁肋痛;中焦实热则上下不通,腹胀而喘咳,下气不上,上气不下,关格而不通;下焦实热则小便不通,大便难,苦重痛"。

5. 联系形神

寒热之辨证要素与形神有重要关系,寒证形多收引,多蜷缩,神意淡漠;热证形多亢进,神意躁急,甚则狂躁。

(五)虚实

1. 一般情况

虚实是辨别邪正盛衰的两个重要纲领。主要反映疾病过程中人体中形神与正气的强弱和致病邪气的盛衰。实多指邪气亢盛,虚多指正气不足,正如《素问·通评虚实论》所言"邪气盛则实,精气夺则虚",《景岳全书·传忠录》亦云"虚实者,有余不足也"。

2. 认知方式

可以通过望、闻、问、切四诊合参获得虚实的信息,但首重切诊。

3. 思辨重点

辨别神、形、证、脉、舌、便六者是否一致,辨别虚证、实证、虚实真假,进一步明确应不应补,该不该泻。

4. 临床意义

虚证多以人体阴阳、气血、津液、精髓不足,以"不足、松弛、衰退"等为表现,实证多以感受外邪,或疾病过程中阴阳气血失调,体内病理产物蓄积,以"有余、亢盛、停聚"为主要特征。若实证兼有神情默默,身体倦怠,懒言,脉象沉细等虚证,多为真虚假实证,正所谓"大实有羸状";若虚证兼有腹胀腹痛、二便闭塞、脉弦等实证,多为真虚假实证,正所谓"至虚有盛候"。

然虚实之辨,各家所据不同,或以正气盛衰分,或以邪气盛衰分,或以病与不病分,或以气血分,或以痼新分,或以寒热分,或以结散分,或以壅陷分,或以动静分,或以顺逆分,未能划一。笔者从《中藏经》体悟其以阴阳之病证、脏腑之上下分属虚实诸候,简明扼要。如,肝实证,见"引两胁下痛,(痛)引小腹,令人喜怒";肝虚证,见"如人将捕之"。心实证,见"小便不利,腹满,身热而重,温温欲吐,吐而不出,喘息急,不安卧""喜笑不息""其脉左寸口及人迎皆实大";心虚证,见"恐惧多惊,忧思不乐,胸中苦痛,言语颤栗"。脾实证,见"舌强直,不嗜食,呕逆,四肢缓";脾虚证,见"精不胜,元气乏,失溺不能自持"。肺实证,见"上气喘急,咳嗽,身热,脉大";肺虚证,见"力乏,喘促,右胁胀,语言气短,不能息,喘咳上气,利下,多悲感,耳重,咽干"。肾实证,见"烦闷,脐下肿""腹大胫肿,喘咳,身重寝汗出,憎风";肾虚证,见"面色黑,其气虚弱,翕翕少气,两耳若聋,精自出,饮食少,小便清,膝下冷,其脉沉滑而迟"。

又如,胆实证,见"惊悸,精神不守,卧起不宁";胆虚证,见"恐畏,头眩不能独卧,左关上脉阳微"。小肠实证,见"口生疮";小肠虚证,见"泄浓血,或泄黑水,左寸口脉浮而微软弱"。胃实证,见"中胀便难,肢节疼痛,不下食,呕吐不已""左关上脉浮而短涩";胃虚证,见"肠鸣腹满,引水,滑泄"。大肠实证,见"胀满而大便不通";大肠虚证,见"滑泄不定"。膀胱实证,见"气急,小便黄涩""腹胀大";膀胱虚证,见"小便数而清"。三焦实证,见"上焦实则舌干口焦咽闭,腹胀""中焦实则上下不通""下焦实则小便不通而大便难";三焦虚证,见"上焦虚不能制下,遗便溺而头面肿""中焦虚则腹鸣鼓肠""下焦虚大小便泄下不止"。

5. 联系形神

虚实之辨证要素与形神有重要关系,虚者多形弱神衰,实者多形强神亢,进而发展为形弱神衰。

（六）主从

1. 一般情况

主者,主症也,即疾病之主要矛盾;从者,次症也,或称兼症,或称伴发症,为疾病之次要矛盾。治疗要首重主症,正如方剂的设置原则,君药是针对主病或主症所设立,正所谓"擒贼先擒王"。

2. 认知方式

可以通过望、闻、问、切四诊合参获得主从的信息,但首重问诊。

3. 思辨重点

问明病史、证候、因果关系,明了主诉、其他医所治疗经过及其治疗效果。厘清主病与从证,明确当前主证与从证。

4. 临床意义

辨清主从可以指导治疗,主证者当务之急宜解决,防止疾病进展,及时控制病情,次证者兼而顾之。

5. 联系形神

主从之辨证要素与形神有一定关系,主证者多影响形神,从证者多影响不大。

（七）标本

1. 一般情况

标和本的概念是相对的,标本关系常用来概括说明事物的现象和本质,亦可概括疾病过程中矛盾的主次先后关系。本是事物的主要矛盾,标是事物的次要矛盾。标本随着疾病发展变化的具体情况所指有所不同。就邪正而言,正气为本,邪气为标;就病机与症状而言,病机为本,症状为标;就疾病先后言,旧病、原发病为本,新病、继发病为标;就病位而言,脏腑精气病为本,肌表经络病为标。故而,标本不是绝对的,而是相对的、有条件的。

2. 认知方式

标本的辨识主要为问诊,亦需望、闻、切三诊旁参。

3. 思辨重点

通过四诊的筛查,当需明断疾病的本质与表现、真与假、急与缓。能够准确地分清病证的主次先后与轻重缓急,从复杂的疾病矛盾中找出其主要矛盾或矛盾的主要方向,进而采取有针对性的治疗方法,以获得理想的治疗效果。

4. 临床意义

定完标本之后,需得制定治则,以指导治疗。急则治其标,在疾病过程中出现某些危急症状的时候,应当先治或急治。此时病证过程中的危重症状已经成为疾病矛盾的主要方面,若不及时解决,当危及生命。如大出血患者,无论何种原因导致,均采取紧急止血的措施,待血止后再予以针对性治疗。缓则治其本,对于病情缓和、病势迁延、暂无急重病状的情况,必须着眼于疾病本质的治疗,因为标证是源自于本证的,本证得到治疗,标证自然随之消失,如哮喘缓解期的治疗。尚可采取标本兼治,在标证与本证错杂并重时可采取此法。

5. 联系形神

标本之重要辨证要素与形神有重要联系。标证多应神,本证多应形。标证病短、多实,影响神情,本证病长、多虚,病久则伤形。

（八）逆顺

1. 一般情况

逆,即逆证;顺,即顺证。此辨证要素化裁于《中藏经》,为笔者之对《中藏经》之心得，《中藏经》源于《内经》而异流，以形、证、脉、气为依据，创立"脏腑辨证八纲"，曰"虚实寒热生死逆顺"。辨病机则定性为寒、热、虚、实，辨病势则预后为生、死、逆、顺，指出"夫人有五脏六腑，虚、实、寒、热、生、死、逆、顺，皆见于形证脉气，若非诊察，无由识也"。其脏腑辨证八纲之学术思想十分明确，独具特色。辨证要旨为判定顺逆、决断生死，认为"生死致理，阴阳中明；从逆之兆，亦在乎审明"。

2. 认知方式

可以通过望、闻、问、切四诊合参获得逆顺的信息，但首重切诊。

3. 思辨重点

脉证合参，顺逆可判。然一病有多证多脉，一证亦有多症多脉，如何撮其要领以辨顺证、逆证？《中藏经》以阴阳病证和形脉之相符与否而辨识顺逆。尚得了解病程、证候、治疗效果反馈，疾病是否向愈，抑或恶化；医者是否失治，抑或误治，是否重新诱发。

4. 临床意义

凡阳病阴证、阴病阳证、上下交变、阴阳颠倒、冷热相乘，皆可谓阴阳病证不相符，是为逆证；凡形瘦脉大、胸中多气，形肥脉细、胸中少气，皆可谓形脉不相符，亦为逆证。反此者，则为顺证。《中藏经·察声色形证决死法第四十九》指出："凡人五脏六腑，荣卫关窍，宜平生气血顺度，循环无终，是为不病之本，若有缺绝，则祸必来矣"。此即通常达变以知顺逆之义。"要在临病之时，存神内想，息气内观，心不妄视，着意精察，方能通神明，探幽微，断死决生，千无一误"。此乃《中藏经》脏腑辨证之心法。

5. 联系形神

逆顺之辨证要素与形神有重要关系。顺证多不影响形神，逆证多消耗形体，耗伤心神。

（九）生死

1. 一般情况

生也者，佳也；死也者，恶也。非死生之含义，此辨证要素亦源自于吾对《中藏经》之体悟，纵览医籍，凡虚实寒热之辨者，汗牛充栋，而决生死逆顺者，凤毛麟角。《中藏经》则将决生死逆顺列为辨证之纲，明断其病证"不治""死""几日死""十死不治"，或断"可治""不妨""不治自愈"，辞确言明。

而且在论杂病之后,更以"论诊杂病必死候第四十八""察声色形证决死法第四十九"两篇,列举决死之脉候共 116 条,专论决生死法,盖以望诊、闻诊及切诊所获知患者舌象、脉象,以及声音、色泽、形体、气味等形、证、脉、气为依据,决断其病证之生死逆顺。

2. 认知方式

可以通过望、闻、问、切四诊合参获得生死的信息,但首重切诊。

3. 思辨重点

通过四诊了解机体之整体,察明脉象、舌象、特殊指征,问明得食与否,进一步了解生机是否存在,判明疾病的预后。

4. 临床意义

辨生死亦当视脉证是否相符,而《中藏经》则据五色、五脉、时气三者相应与否而明辨,且尤重脉诊以别生死,兼顾色泽以定吉凶。《论诊杂病必死候第四十八》曰:"五脏六腑之气消耗,则脉无所依,色无所泽,如是者百无一生"。所谓"生证",系指病重而可治,或可不治自愈者,如"肝之病,身热恶寒,四肢不举,其脉弦长者可生""夏日心病,左手寸口脉弦而长或缓而大者可生""脾病其色黄,饮食不消,心腹胀满,身体重,肢节痛,大便硬,小便不利,其脉微缓而长者可治"。所谓"死证",系指病重难治,或虽病轻、未病而其人不寿者。如"肝病则头痛,胁痛,目眩,肢满,囊缩,小便不通,十日死""面青,人中反者,三日死""齿忽黑色者,三十日死"。第48、49论共列举决死之脉候116条。

5. 联系形神

生死之辨证要素与形神有重要联系,生证形神多不受损伤,死证形神多严重耗伤,很难恢复。

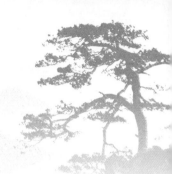

第五讲

形神是中医辨证纲领的辨识关键

——常用 5 种中医辨证纲领与形神的关系

　　形，即形体，古人谓之"身体发肤，受之父母"，是人类遗传的物质，属自然范畴的物质实体。这些东西是用眼睛能够看得见，用手可以摸得着的。它包括生理解剖学中的各种肌肉、骨骼、器官等，早在《灵枢·经水》《灵枢·骨度》《灵枢·肠胃》诸篇中有散在的论述。辨别形体是中医诊断的一个重要采集信息及进行诊断的方法。正如前讲笔者所叙，形体主要靠望诊，是通过观察患者形体的强弱胖瘦、体质形态和异常表现等来诊察病情的方法。《素问·三部九候论》载有"必先度其形之肥瘦，以调其气之虚实"，《素问·经脉别论》亦云"诊病之道，观人勇怯、骨肉、皮肤，能知其情，以为诊法也"。

　　皮、肉、脉、筋、骨，是构成人的躯体的五种基本组织。人体以五脏为中心，五脏与五体有着密切的联系，肺合皮毛、脾合肌肉、心合血脉、肝合筋腱、肾合骨骼。五体赖五脏精气的充养，五脏精气的盛衰和功能的强弱又可通过五体反映于外。形体的强弱与内脏功能的盛衰是统一的，一般内盛则外强，内衰则外弱。故观察患者形体强弱胖瘦的不同表现，可以了解内在脏腑的虚实、气血的盛衰。而不同的体质形态，其阴阳盛衰不同，对疾病的易感性和患病后疾病的转归也不同。如素体阳盛者，患病易从阳而化热；素体阴盛者，患病易从阴而转寒。所以，观察患者的体质类型有助于对疾病的诊断。

　　神的意义非常广泛，《荀子·天论》载有"万物各得其和以生，各得其养以成，不见其事而见其功，夫谓之神"，《淮南子·泰训篇》亦云"其生物也，莫见其所养而物长，其杀物也，莫见其所丧而物亡，此之谓神明"。引入到医学后,指出"生之来谓之精,两精相搏谓之神"(《灵枢·本神》),其来源为"水谷之精气也"(《灵枢·平人绝谷》),赋予了确切的内涵。神是人体生命活动的总称,是对人体生命现象的高度概括。"神"有广义之神和狭义之神,广义之神指脏腑功能活动的外在表现,又称"神气",狭义之神指人的思维、意识和情志活动,又称"神志"。

神主要采用望诊而得,望神既指脏腑组织功能活动的外征,又指精神意识情志活动的状态,是神气与神志的综合判断,可以通过望神来判断病情。神的产生与人体精气和脏腑功能的关系十分密切,神产生于先天之精,而又必须依赖后天水谷精气的不断充养。只有当先后天之精充足,而精所化生的气血津液充盛,脏腑组织功能才能正常,人体才能表现出有神。由此可见,神是通过脏腑组织的功能活动表现出来的。精气是神的物质基础,而神是精气的外在表现。精气充足则体健神旺,抗病力强,即使有病也多属轻病,预后较好;精气亏虚,则体弱神衰,抗病力弱,有病多重,预后较差。所以,观察患者神的旺衰,可以了解其精气的盛衰,推断病情的轻重,判断病变的预后。正所谓"得神者昌,失神者亡"(《素问·移精变气论》)。

识形之关键在于察形之强弱、胖瘦。

体强者骨骼粗大,胸廓宽厚,肌肉充实,皮肤润泽,筋强力壮等,为形气有余,说明体魄强壮,内脏坚实,气血旺盛,抗病力强,不易生病,有病易治,预后较好。体弱者骨骼细小,胸廓狭窄,肌肉瘦削,皮肤枯槁,筋弱无力等,为形气不足,说明体质虚衰,内脏脆弱,气血不足,抗病力弱,容易患病,有病难治,预后较差。观察形体组织的强弱状态,有助于了解脏腑的虚实和气血的盛衰。如心主血脉,面色荣润,脉象和缓,是心气充盛,气血调和的表现;面色枯槁,脉律紊乱,则属心气血虚,脉气不调。肺主皮毛,皮肤荣润光泽,腠理致密,是肺气充沛,营卫充盛的表现;皮肤枯槁,腠理疏松,则属肺气亏虚,营卫不足。脾主肌肉,肌肉丰满,坚实有力,是脾胃之气旺盛,气血充足的表现;肌肉消瘦,软弱无力,则属脾胃气虚,气血不足。肝主筋,筋粗有力,关节运动灵活,是肝血充盛,血能荣筋的表现;筋细无力,关节屈伸不利,则属肝血不足,筋失血养。肾主骨,骨骼粗壮坚实,是肾气充盛,髓能养骨的表现;骨骼细小脆弱,或有畸形,则属肾气不足,发育不良。

体胖者头圆形,颈短粗,肩宽平,胸厚短圆,大腹便便,体形肥胖。若胖而能食,为形气有余;肥而食少,是形盛气虚。肥胖多因嗜食肥甘,喜静少动,脾失健运,痰湿脂膏积聚等所致。体瘦者头长形,颈细长,肩狭窄,胸狭平坦,大腹瘦瘪,体形显瘦长。若形瘦食多,为中焦有火;形瘦食少,是中气虚弱。消瘦多因脾胃虚弱,气血亏虚,或病气消耗等所致。形体胖瘦与精气的强弱要联系起来辨识,《四诊抉微》云"形之所充者气,形胜气者天,气胜形者寿"。无论胖瘦均应辨别气之充足与否。

此外,体质是个体在其生长发育过程中形成的形体结构与功能方面的特殊性。体质在一定程度上反映了机体阴阳气血盛衰的禀赋特点和对疾病的易感性,不同体质的人得病后的转归也有不同,因此主张辨别体质而帮助疾病的诊治。

识神志关键在于神志、目光、面色、语言,另外呼吸、运动、肌肉等亦是重要评判标准。

神志属于狭义之神,指人的精神意识和面部表情,是心神和脏腑精气盛衰的外在表现。心神为人体的主宰,在人体生命活动中具有重要的作用。心神正常,则人神志清晰,思维有序,表情自然,反应灵敏;反之如心神已衰,则神识昏蒙,思维混乱,表情淡漠,反应迟钝。甚者出现"溃溃乎若坏都,汩汩乎不可止"(《素问·生气通天论》)的危重现象。

"五脏六腑之精气皆上注于目而为之精"(《灵枢·大惑论》),目为脏腑精气汇聚之处,目之视觉功能可反映脏腑精气的盛衰。"目者,其(心)窍也"(《素问·脉要精微论》),"目者,五脏六腑之精也,营卫魂魄之所常营也,神气之所生也……目者,心之使也。心者,神之舍也"(《灵枢·大惑论》),目系通于脑,目的活动直接受心神支配,故眼神是心神的外在反映,故有"神藏于心,外候在目"的说法,故而,目是神的重要外候,两目神光充沛,精彩内含,运动灵活,视物清晰者为有神,是脏腑精气充足之象;两目浮光外露,目无精彩,运动不灵,视物模糊者为无神,是脏腑精气虚衰之征。临床实践中发现,当患者出现"头倾视深"或者"以长为短,以白为黑"的视觉异常时,不但是五脏精气衰败的表现,也是人之"精神将夺"的危重征象(《素问·脉要精微论》)。如果患者出现"五(脏)阴气俱绝,则目系转,转则目运,目运者为志(神)先死,志先死则远一日半死矣"(《灵枢·经脉》)。

"色者,神之旗也,神旺则色旺,神衰则色衰,神藏则色藏,神露则色露"(《医门法律》)。皮肤的色泽荣润或枯槁,是脏腑精气盛衰的重要表现。面色更是神的重要外候,正常人的面色及肤色应当是红黄隐隐,明润含蓄。《内经》指出"色见青如草兹者死,黄如枳实者死,黑如炲者死,赤如衃血者死,白如枯骨者死,此五色之见死也。青如翠羽者生,赤如鸡冠者生,黄如蟹腹者生,白如豕膏者生,黑如乌羽者生,此五色之见生也。"五脏之色分别是(心)"如以缟裹朱",(肺)"如以缟裹红",(肝)"如以缟裹绀",(肾)"如以缟裹紫"(《素问·五脏生成论》)。又说"赤欲如帛裹朱,不欲如赭;白欲如鹅羽,不欲如盐;青欲如苍璧之泽,不欲如蓝;黄欲如罗裹雄黄,不欲如黄土;黑欲如重漆色,不欲如地苍。五色精微象见矣,其寿不久也"(《素问·脉要精微论》)。

语言是体现神志的关键性指征。

热病患者邪热进入营阴之里,阳热之邪与营阴胶着不解,症见"狂言者,是失志"(志,即神,神志),"失志者,死"(《素问·评热病论》)。这里"语言"是作为生命活动状态的重要指征。

如此,得神者两目灵活,明亮有神,面色荣润,含蓄不露,神志清晰,表情自然,肌肉不削,反应灵敏,提示精气充盛、体健神旺,为健康表现,或虽病而精气未衰,病轻易治,预后良好;少神者两目晦滞,目光乏神,面色少华,暗淡不荣,精神不振,思维迟钝,少气懒言,肌肉松软,动作迟缓,提示精气不足、功能减退,多见于虚证或疾病恢复期患者;失神者两目晦暗,目无光彩,面色无华,晦暗暴露,精神萎靡,意识模糊,反应迟钝,手撒尿遗,骨枯肉脱,形体羸瘦,提示精气大伤、功能衰减,多见于慢性久病重病之人,预后不良;假神者原本目光晦滞,突然目似有光,但却浮光外露;本为面色晦暗,一时面似有华,但为两颧泛红如妆;本已神昏或精神极度萎靡,突然神识似清,想见亲人,言语不休,但精神烦躁不安;原本身体沉重难移,忽思起床活动,但并不能自己转动;本来毫无食欲,久不能食,突然索食,且食量大增等;神乱者焦虑恐惧、狂躁不安、淡漠痴呆,或猝然昏倒。

中医的精髓在于根据中医的理论进行辨证,中医有 5 种重要辨证纲领,即八纲辨证、病因辨证、气血津液辨证、脏腑辨证、卫气营血辨证。八纲辨证是辨证的纲领,属于纲领证;脏腑辨证是以病位为主的辨证方法,属于具体证;病因辨证和气血津液辨证是辨别证候的性质,属于基础证;卫气营血辨证是针对温病的辨证方法。然而,形神是各辨证纲领中的辨识关键。

一、形神与八纲辨证的关系

八纲者,指表、里、寒、热、虚、实、阴、阳八个纲领。八纲辨证即指根据病情资料,运用八纲进行分析综合,从而辨别疾病现阶段病变部位的浅深、病情性质的寒热、邪正斗争的盛衰和病证类别的阴阳。八纲辨证散在各典籍当中,《伤寒杂病论》中有涉及,正如《医林绳墨》中说"仲景治伤寒,着三百九十七法,一百一十三方……然究其大要,无出乎表里虚实阴阳寒热,八者而已"。后继有论者,《伤寒六书·伤寒家秘的本》云"审得阴阳表里寒热虚实真切,复审汗下吐温和解之法,治之庶无差误"。《伤寒正脉》亦说"治病八字,虚实阴阳表里寒热,八字不分,杀人反掌"。张三锡《医学六要》也说"古人治病大法有八,曰阴、曰阳、曰表、曰里、曰寒、曰热、曰虚、曰实"。迄至近贤祝味菊先生在《伤寒质难》明确提出八纲,"所谓'八纲'者,阴、阳、表、里、寒、热、虚、实是也,古昔医工观察各种疾病之证候,就其性能之不同,归纳于八种纲要,执简驭繁,以应无穷之变"。八纲辨证能够执简驭繁,形神的辨识是其关键。

1. 阴阳

就阴阳而言,神情亢奋,烦躁不安,面色赤,恶寒发热,肌肤灼热,语声高亢,呼吸气粗,喘促痰鸣,口干渴饮,小便短赤涩痛,大便秘结奇臭,舌红绛,苔黄黑生芒刺,脉浮数、洪大、滑实,此均属于阳证。神情抑郁,精神萎靡,身重蜷卧,畏冷肢凉,倦怠无力,语声低怯,纳差,口淡不渴,小便清长或短少,大便溏泄气腥,舌淡胖嫩,脉沉迟、微弱、细,此均属于阴证。

2. 虚实

就虚实而言,形体壮实,神情多偏亢奋者,多为实证,如《难经·四十八难》所言"人者为实""急者为实"。体强形壮,神志正常,多正气充足,感邪之后,正气能与邪气奋起抗争,多表现为实证,正所谓"邪气盛者实"。形体消瘦体弱,神情萎靡不振,多为虚证,如《难经·四十八难》所言"出者为虚""缓者为虚"。体弱形羸,神志不振,多正气不足,气血阴阳、津液精髓表现亏虚,感邪之后,正气多不能奋起抗争,以邪气为主导,多为虚证,正所谓"精气夺者虚"。

3. 表里

就表里而言，形神无损，微恶风寒，或恶寒发热，头身疼痛，喷嚏，鼻塞，流涕，咽喉痒痛，微有咳嗽、气喘，舌淡红，苔薄，脉浮，此均属于表证。形神受到不同程度损伤，以脏腑症状为主要表现，一般病情较重，病位较深，病程较长。有外邪袭表，表证不解，病邪传里，形成里证者；有外邪直接入里，侵犯脏腑等部位，即所谓"直中"为病；有情志内伤，饮食劳倦等因素，直接损伤脏腑气血，或脏腑气血功能紊乱而出现种种证候者。正如《景岳全书·传忠录》所言"里证者，病之在内、在脏也。凡病自内生则或因七情，或因劳倦，或因饮食所伤，或为酒色所困，皆为里证"。

4. 寒热

就寒热而言，形体蜷缩恶寒，面色白，冷痛，喜暖，口淡不渴，痰、涎、涕清稀，小便清长，大便稀溏，舌淡，苔白而润，脉紧或迟者为寒，即"阴盛则寒"，尚有阳气虚弱，阴寒内盛，形体失却温煦，见恶寒、畏寒、肢凉、冷痛、喜暖、蜷卧等症；寒不消水，津液未伤，故口不渴，痰、涎、涕、尿等分泌物、排泄物澄澈清冷，苔白而润，即"阳虚则外寒"。形体受热，神志躁烦，面赤，发热，恶热喜冷，口渴欲饮，痰、涕黄稠，小便短黄，大便干结，舌红，苔黄燥少津，脉数者为热，即"阳盛则热"，尚有阴液亏虚而阳气偏亢，见发热、恶热、面赤、烦躁不宁、舌红、苔黄、脉数等一派热象；热伤阴津，故见口渴欲饮、痰涕黄稠、小便短黄、大便干结、舌燥少津者，即"阴虚则内热"。

二、形神与病因辨证的关系

病因者，有六淫、疫疠之邪、七情、痰饮、结石、瘀血、药邪等诸多因素，然六淫、七情者临床多见，二者为临床的重要辨证方法。

六淫者，风、寒、暑、湿、燥、火六种病邪的统称。辨六淫证候，要根据患者形神以及所表现的症状、体征等，对照六淫病邪的致病特点，通过分析，辨别疾病当前病理本质中是否存在六淫证候。

形体虚胖，神无损伤，恶风寒，微发热，汗出，脉浮缓，苔薄白，或有鼻塞、流清涕、喷嚏，或伴咽喉痒痛、咳嗽；或为突发皮肤瘙痒、丘疹，或为突发肌肤麻木、口眼㖞斜，或肢体关节游走作痛，或新起面睑肢体水肿者多风淫证。形寒肢冷，恶寒重，或伴发热，无汗，头身疼痛，鼻塞或流清涕，脉浮紧；或见咳嗽、哮喘、咳稀白痰，或为脘腹疼痛、肠鸣腹泻、呕吐，或为肢体厥冷、局部拘急冷痛等，口不渴，小便清长，面色白甚或青，舌苔白，脉弦紧或脉伏者，多寒淫证。肢体困倦，神疲乏力，发热恶热，汗出，口渴喜饮，小便短黄，舌红，苔白或黄，脉虚数；或发热，猝然昏倒，汗出不止，气喘，甚至昏迷、惊厥、抽搐等；或见高热，神昏，胸闷，腹痛，呕恶，无汗者，多见热淫证。肢体困重，头昏沉如裹，嗜睡，胸闷脘痞，口腻不渴，纳呆，恶心，肢体关节、肌肉酸痛，大便稀，小便浑浊；或为局部渗漏湿液，或皮肤出现湿疹、瘙痒，妇女可见带下量多，面色晦垢，舌苔滑腻，脉濡缓或细者，多见湿淫证。形体消瘦，皮肤干燥甚至皲裂、脱屑，口唇、鼻孔、咽喉干燥，口渴饮水，舌苔干燥，大便干燥，或见干咳少痰、痰黏难咳，小便短黄，脉象偏浮者，多燥淫证。神情烦躁，发热恶热，口渴喜饮，汗多，大便秘结，小便短黄，面色赤，舌红或绛，苔黄干燥或灰黑，脉数有力者，多热淫证，甚者或见神昏、谵语、惊厥、抽搐，吐血、衄血，痈肿疮疡。

七情者，喜、怒、忧、思、悲、恐、惊。情志证候，是指由于精神刺激过于强烈或过于持久，人体不能调节适应，导致神气失常，脏腑、气血功能紊乱所表现出的证候。辨情志证候，是根据患者所表现的症状、体征等，对照情志致病的特点，通过分析，辨别疾病当前病理本质中是否有情志证候的存在。

喜笑不休，心神不安，精神涣散，思想不集中，甚则语无伦次，举止失常，肢体疲软，脉缓者，为喜证；烦躁多怒，胸胁胀闷，头胀头痛，面红目赤，眩晕，或腹胀、泄泻，甚至呕血、发狂、昏厥，舌红苔黄，脉弦劲有力者，为怒证；情志抑郁，忧愁不乐，表情淡漠，胸闷胁胀，善太息，失眠多梦，头晕健忘，心悸，倦怠乏力，纳谷不馨，腹胀，脉沉弦者，为忧思证；善悲喜哭，精神萎靡，疲乏少力，面色惨淡；或胆怯易惊，恐惧不安，心悸失眠，常被噩梦惊醒，甚则二便失禁，或为滑精、阳痿者，为悲恐证。

三、形神与气血津液辨证的关系

气血津液辨证即根据气血、津液的生理、病理特点，结合患者症状、体征等，分析、判断患者有无气血亏损或运行障碍的证候存在，辨别疾病当前病理本质中是否有津液亏虚或运化障碍的证候存在。气血津液为化神之源，《素问·八正神明论》云"血气者，人之神"，《素问·六节藏象论》亦云"气和而生,津液相成,神乃自生"。神既由精、气、血、津液等作为物质基础而产生,又能反作用于这些物质。神具有统领、调控这些物质在体内进行正常代谢的作用。《类经·摄生类》说:"虽神由精气而生,然所以统驭精气而为运用之主者,则又在吾心之神。"故而,气血津液辨证离不开形神。

气短声低,少气懒言,精神疲惫,体倦乏力,脉虚,舌质淡嫩,或有头晕目眩,自汗,动则诸症加重者,气虚证;面色淡白或萎黄,眼睑、口唇、舌质、爪甲的颜色淡白,头晕,或见眼花、两目干涩,心悸,多梦,健忘,神疲,手足发麻,或妇女月经量少、色淡、延期甚或经闭,脉细无力者,血虚证;形体肥胖,咳嗽痰多,痰质黏稠,胸脘痞闷,呕恶,纳呆,或头晕目眩,或神昏而喉中痰鸣,或神志错乱而为癫、狂、痴、痫,或某些部位出现圆滑柔韧的包块等,舌苔腻,脉滑者,多痰证;身体、肢节疼重,脘腹痞胀,泛吐清水,脘腹部水声辘辘;肋间饱满,咳唾引痛;胸闷,心悸,息促不得卧;咳吐清稀痰涎,或喉间哮鸣有声;头目眩晕,舌苔白滑,脉弦或滑者,多饮证。口、鼻、唇、舌、咽喉、皮肤、大便等干燥,皮肤枯瘪而缺乏弹性,眼球深陷,口渴欲饮水,小便短少而黄,舌红,脉细数无力者,多见津液亏虚证。

四、形神与脏腑辨证的关系

脏腑辨证是在认识脏腑生理功能、病理特点的基础上,将四诊所收集的症状、体征及有关病情资料进行综合分析,从而判断疾病所在的脏腑部位及其病性的一种辨证方法。《伤寒杂病论》中将脏腑病机理论运用于临床,奠定了脏腑辨证的基础,迨至《中藏经》设有五脏六腑虚实寒热生死顺逆脉证等专篇,使脏腑辨证具有系统性。脏腑辨证能够较为准确地辨明病变的部位。人体五脏功能的协调,精气血津液的贮藏与输布,情志活动的调畅等,都必须依赖神的统帅和调控。其中心为主宰,心为"君主之官""五脏六腑之大主",并且指出"主明则下安""主不明则十二官危"。故而,形神对脏腑辨证有重要影响。

心系是形体的重要组成部分,心主神明为人体精神和意识思维活动的中枢,是生命活动的主宰。心的病变主要反映在心脏本身及其主血脉功能的失常,心神的意识思维等精神活动的异常。临床以心悸、怔忡、心痛、心烦、失眠、多梦、健忘、神昏、神识错乱、脉结或代或促等为心病的常见症。此外,某些舌体病变,如舌痛、舌疮等,亦常责之于心。心病的证候有虚实之分。虚证多由思虑劳神太过,或先天不足,脏气虚弱,久病伤心,导致心血虚、心阴虚、心气虚、心阳虚、心阳虚脱等证;实证多由痰阻、火扰、寒凝、气郁、瘀血等原因,导致心火亢盛、心脉痹阻、痰蒙心神、痰火扰神及瘀阻脑络等证。

肺上连气道、喉咙,开窍于鼻,合称肺系,在体合皮,其华在毛,为形体的重要组成部分。肺的病变主要反映在肺系,呼吸功能失常,宣降功能失调,通调水道、输布津液失职,以及卫外功能不固等方面。临床以咳嗽,气喘,咳痰,胸痛,咽喉痒痛,声音变异,鼻塞流涕或水肿等为肺病的常见症,其中以咳喘更为多见。肺病的证候有虚、实两类。虚证多因久病咳喘,或他脏病变累及于肺,导致肺气虚和肺阴虚。实证多因风、寒、燥、热等外邪侵袭和痰饮停聚于肺而成,而有风寒犯肺、风热犯肺、燥邪犯肺、肺热炽盛、痰热壅肺、寒痰阻肺、饮停胸胁、风水相搏等证。

脾与胃相表里,主肌肉、四肢,开窍于口,其华在唇,外应于腹,为形体重要组成部分。脾主思虑。脾的病变主要以运化、升清功能失职,致使水谷、水液不运,消化功能减退,水湿潴留,化源不足,以及脾不统血,清阳不升为主要病理改变。临床以腹胀腹痛、不欲食而纳少、便溏、水肿、困重、内脏下垂、慢性出血等为脾病的常见症状。脾病的证候有虚、实之分。虚证多因饮食、劳倦、思虑过度所伤,或病后失调所致的脾气虚、脾阳虚、脾气下陷、脾不统血等证;实证多由饮食不节,或外感湿热或寒湿之邪,或失治、误治所致的湿热蕴脾、寒湿困脾等证。

肝位于右胁,胆附于肝,与胆相表里,开窍于目,在体合筋,其华在爪,为形体重要组成部分。肝主疏泄,与情志密切相关。肝的病变主要反映在疏泄失常,气机逆乱,精神情志变异,消化功能障碍;肝不藏血,全身失养,筋膜失濡,以及肝经循行部位经气受阻等多方面的异常。其常见症状有精神抑郁,烦躁,胸胁、少腹胀痛,头晕目眩,巅顶痛,肢体震颤,手足抽搐,以及目疾,月经不调,睾丸疼痛等。肝病的常见证型可以概括为虚、实两类,而以实证为多见。实证多由情志所伤,使肝失疏泄,气机郁结;气郁化火,气火上逆;用阳太过,阴不制阳;阳亢失制,肝阳化风;或寒邪、火邪、湿热之邪侵犯肝及肝经所致,而有肝郁气滞证、肝火炽盛证、肝阳上亢证、肝风内动证、肝经湿热证、寒滞肝脉证等。虚证多因久病失养,或他脏病变所累,或失血,致使肝阴、肝血不足，而有肝血虚证、肝阴虚证等。

肾位于腰部，与膀胱相表里，在体为骨，骨生髓充脑，其华在发，开窍于耳及二阴，为形体重要组成部分，肾在情志属惊恐。肾以人体生长发育迟缓或早衰，生殖功能障碍，水液代谢失常，呼吸功能减退，脑、髓、骨、发、耳及二便功能异常为主要病理变化。临床以腰膝酸软或疼痛，耳鸣耳聋，齿摇发脱，阳痿遗精，精少不育，经闭不孕，水肿，呼吸气短而喘，二便异常等为肾病的常见症状。肾病多虚，多因禀赋不足，或幼年精气未充，或老年精气亏损，或房事不节，或他脏病久及肾等导致肾的阴、阳、精、气亏损。常见肾阳虚、肾虚水泛、肾阴虚、肾精不足、肾气不固等证。

五、形神与卫气营血辨证的关系

卫气营血辨证是叶桂所创立的一种适用于外感温热病的辨证方法，可分为卫分证、气分证、营分证、血分证四类。温热病邪由卫分到气分，到营分，再到血分，病情依次加重。形神对该法辨证具有相当影响。

形神未见明显受损，发热，微恶风寒，少汗，头痛，全身不适，口微渴，舌边尖红，苔薄黄，脉浮数，或有咳嗽、咽喉肿痛者，多为卫分证；肢热心烦，口渴，汗出，尿赤，舌红，苔黄，脉数有力。或兼咳喘胸痛，咳痰黄稠；或兼心烦，坐卧不安；或兼潮热，腹胀痛拒按，或时有谵语、狂乱，大便秘结或下秽臭稀水，苔黄燥，甚则焦黑起刺，脉沉实；或见口苦，胁痛，心烦，干呕，脉弦数等，多为气分证；身热夜甚，口不甚渴或不渴，心烦不寐，甚或神昏谵语，斑疹隐隐，舌质红绛无苔，脉细数，多为营分证；身热夜甚，躁扰不宁，甚或谵语神昏，斑疹显露、色紫黑，吐血、衄血、便血、尿血，舌质深绛，脉细数；或见抽搐，颈项强直，角弓反张，目睛上视，牙关紧闭，脉弦数；或见手足蠕动、瘛疭等；或见持续低热，暮热早凉，五心烦热，神疲欲寐，耳聋，形瘦，脉虚细等，多为血分证。

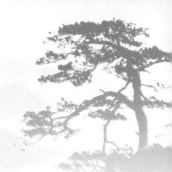

第六讲

中医临证辨识的重点是形神合一

——形与神俱或失神脱形决定病证的生死逆顺

形神观念是《黄帝内经》的重要观点，它把人体的生命过程概括为"形与神俱"，它不仅解释了复杂的生命现象，也是中医临证过程中的重要理论依据。同时，形神一体观在《中藏经》中也有所体现，不仅指导着养生保健，也指导着疾病的诊断治疗及病症的转归。

一、形与神的关系

形指形体，神指精神。在中医学的理论中，形与神的关系是既对立又统一的。在养生和保健中，处理好形与神的关系，达到形神兼备或形与神俱，才能做到益寿延年。对于医师来说，在诊治疾病的过程中，尤其要重视形与神的关系，可以说形神合一是中医临证辨识的重点。

形来源于母体的孕育，《灵枢·决气》曰"两精相搏，合而成形"，形体最初是由父精母血所构成的。人身有三宝——精、气、神，《灵枢·本神》谓"生之来谓之精，两精相搏谓之神"，精和气是属于形的范畴，是人体精神意识思维活动的载体，而神则是人体一切精神意识思维活动的总称。《灵枢·经脉》记载"人始生，先成精，精成而脑髓生，骨为干，脉为营，筋为刚，肉为墙，皮肤坚而毛发长，谷入于胃，脉道以通，血气乃行。"可见，人体的健康首先体现于形体的健全和健壮。

神也是依附形体而生。《灵枢·天年》记载："黄帝曰：何者为神？岐伯曰：血气已和，营卫已通，五脏已成，神气舍心，魂魄毕具，乃成为人。"可见，神为人体有形之体的主宰，是五脏精气的体现。神有广义和狭义之分。广义的神泛指整个人体生命活动的外在表现,可以说神就是生命;狭义的神,是指人体的精神活动,可以说神就是精神。五脏各藏其神。心藏神,肝藏魂,肺藏魄,脾藏意,肾藏志,其中五脏之神统归心神的管辖,《素问·灵兰秘典论》曰"心者,君主之官,神明出焉"。心在五行属火,居太阳之位;心主血脉,五脏六腑、十二经络、四肢百骸都需要心血的供养。故心神在诸神中占有非常重要的地位。临床观察神的盛衰有无也主要是看心神的盛衰有无。

形与神是人体生命活动不可分割的两部分,《灵枢·本藏》曰"人之血气精神者,所以奉生而周于性命者也"。即形与神必须统一于人体这个整体,才能发挥其各自的作用,可见,形与神的关系为形为载神之体,神主形体之用,正如《类经》所言"形乃神之体,神乃形之用,无神则形不可活,无形则神无以生"。《内经》把这种互相依存的关系称为"形与神俱"。

二、望形体与望神

"望而知之谓之神",形和神都是通过望诊而掌握的。每当临诊,患者初入眼帘,医者首先体会到的应该是其神。由于神是生命活动的总称,是五脏精气的体现,审察神的得失是判断正气的盛衰、疾病的轻重和预后吉凶的重要内容。

神的有无可以从目光、面色、动作、神态、肌肉骨骼的强健与否等去判断。有神又叫得神,预示体健神安,病情轻浅。气虚或血虚时,神志不足多少神。失神指神气涣散,根据虚实又分为两种,精亏神衰而失神和邪盛神乱而失神。前者为虚,后者为实,病因不同,临床表现也截然不同。精亏神衰而失神,临床表现为两目晦暗,目无光彩,面色无华,晦暗暴露,精神萎靡,意识模糊,反应迟钝,手撒尿遗,骨枯肉脱,形体羸瘦,提示精气大伤,功能衰减,多见于慢性久病重病之人,预后不良。邪盛神乱而失神,临床表现为神昏谵语,循衣摸床,撮空理线,或猝倒神昏,两手握固,牙关紧闭,提示邪气亢盛,热扰神明,邪陷心包,或肝风夹痰,蒙蔽清窍,阻闭经络。此皆属机体功能严重障碍,气血津液失调,多见于急性患者,亦属病重。《素问·移精变气论》有"得神者昌,失神者亡"的论述。

此外,久病重病之人如果出现与其病变进展不相符合的某些暂时好转的假象,称为假神。如患者久不能食,却突然有食欲,想进食,但进食量少;

面色惨淡无光,却突然出现颧红如妆,游移不定;久病卧床不起,忽然起身欲活动或想见亲人,这些都是久病重病下的一种假象,预示着其脏腑精气衰竭,马上阴阳离决,所以又叫做回光返照。

望形体,指观察患者形体的强弱胖瘦、体质形态、躯干四肢、皮肉筋骨等情况,借以诊察内在病情的望诊方法。皮毛、肌肉、脉管、筋膜、骨骼是构成形体的五种基本组织,被称之为"五体"。五体的强弱与五脏气血的盛衰关系密切,即五体依赖于五脏的濡养,五脏在内,五体在外,内盛则外强,内衰则外弱。所以,观察患者形体强弱胖瘦的不同表现,可以了解脏腑的虚实、气血的盛衰,进而判断病情的轻重和预后的吉凶。

故通过望神和望形体的状况,可以测知疾病邪气与正气的强弱虚实,从而推断疾病的顺逆与病理转归。

三、形与神俱与疾病的转归

《素问·上古天真论》言:"上古之人,其知道者,法于阴阳,和于术数,食饮有节,起居有常,不妄作劳,故能形与神俱,而尽终其天年,度百岁乃去。"只有"形与神俱",形神俱旺,人才能健康长寿,达百岁之期。

在疾病状态下,如果患者的病症表现比较严重,但只要有神,其神未伤,就有治愈的可能。笔者曾经在临床遇到一中年女性,因反复潮热、呕吐入院检查,B超和CT检查显示其右肾有一巨大(7cm×11cm)占位性病变,在知名三甲西医院被诊断为肾癌,需要全肾切除,患者及其家属不甘心切除全肾,又担心如果不做手术,病情会继续进展,遂来笔者的名老中医学术传承工作室求诊。前期看其病情资料,临床症状比较凶险,从影像学资料来看,肿块已经突破包膜,与右侧腰大肌粘连,这么大的肿块非几个月能形成的,推断病情已经属于晚期,患者应该面色枯槁、骨瘦如柴,而当我看到这个患者时,她却神志清楚,动作自若,虽语声低弱却仍能自诉病情,虽自诉体重2个月内减少30斤却仍肌肉丰满,体格较为健壮,故她开门进来,尚未开口,笔者已心中有数,患者的神未大伤,那么这个病不应是恶性的,只要正气尚在,中医就有扭转残局的机会。察色按脉,辨证施治,处以扶助正气、活血利水之剂,以期毒邪从下焦而解。患者服用10剂,自述服药后半小时即觉尿急,频频如厕,结合西医抗感染治疗,2个月后,再次复查B超,右肾占位竟然消失,复查 CT 结果相同,连接诊大夫都对前后结果的巨大差异感到惊奇,以他们的经验,单纯使用抗生素抗感染很难这么快将肿块消除。原先准备切除的肾,也因为这次机缘而幸存。这就是中医的魅力吧!

四、失神脱形与疾病的转归

形与神在生理上密切联系,在病理上也密切相关。形病可以引起神病,神病也可以引起形病。由于神是依附于形体的,离不开先后天精血的滋养,故形病必然引起神病。如长期失眠的患者很多都伴有健忘、焦虑甚至抑郁倾向。《素问·阴阳应象大论》即指出:心在志为喜,喜伤心;肝在志为怒,怒伤肝;肺在志为忧,忧伤肺;脾在志为思,思伤脾;肾在志为恐,恐伤肾。这说明情志过激会引起五脏功能失常而产生疾病。现代社会随着人们工作生活压力的加大,身心疾病的发病率不断增高,如大怒之后出现血压升高、诱发中风等意外。

精神不散,形体不敝;得神者昌,失神者亡。失神与脱形两者相互影响,互为因果,会导致疾病向不好的方向发展,出现危病、坏病。《中藏经·劳伤论第十九》云:"劳者劳于神气也,伤者伤于形容也""饥饱无度则伤脾,思虑过度则伤心……"在《中藏经·论心脏虚实寒热生死逆顺脉证之法第二十四》中论道:"思虑过多则怵惕,怵惕伤心,心伤则神失,神失则恐惧",这些都是对劳神伤形导致疾病发生发展的论述。

五、疾病的防治要注意养神与养形

由于形神合一,形病则神病,神病形亦病,疾病的共同特点是形神俱病,因此《内经》强调在养生和临床治疗中,既要治形,又要调神。调神要遵从《素问·痹论》"静则神藏,躁则神亡";养形体要遵从《素问·上古天真论》"起居有节,不妄作劳"。平静愉悦的心情能够提高人的免疫功能和抗病能力,有助于疾病的康复。形体的调养要注意适当锻炼,不要过劳或过逸,养成一定的生活规律有助于提高机体的适应性。只有两者共调,才能称之为一个健康的人。

在治疗上,《灵枢·本神》提出"凡刺之法,先必本于神",认为刺法的施用及取效与否与患者的神气盛衰有关。中医的一切治疗手段,包括针灸、药物、情志疗法等取效的关键就是调神。患者即使有疾病在身,若形体气血不衰,五脏六腑未竭,精神状态完好,机体营卫气血对药物、针灸有顺应性反应,则容易取得治疗效果;否则,若以药剂治其内而脏气不应,针艾治其外而经气不应,此其神气已去而无可使矣。

第三篇

脉证合一是中医辨证的基本方法

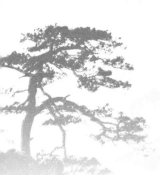

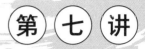

第七讲

中医临证的四大核心理念及中医核心临床思维

——整体观、中和观、未病观、制宜观

笔者以中医学的理论体系为基础,结合临证经验及体悟,总结出中医临证的四大核心理念,即整体观、中和观、未病观、制宜观。这四大核心理念为中医理论特点之精髓,体现了中医学的独到特点,对人之生理、病理、诊治、养生均有指导意义。同时笔者总结并升华了中医的临床思维,称之中医辨治六步程式,即四诊审证、审证求因、求因明机、明基立法、立法选方、选方用药。此论赋予了中医辨证论治一个明确内涵,让中医执业者思路清楚、有条不紊地从事临床工作。

一、中医临证四大核心理念

(一)整体观

整体观为中医临证的四大核心之首。所谓"整体",即为"统一体",即某事物被视为不可分割的一个全体,为哲学层面的概念。此论不是中医学与生俱来的概念,而是现代医家对中医学理论特点的进一步整理及挖掘,结合现代哲学和文学的成果所提出的,直到 1960 年,整体观念作为中医学的独到理论特点被写入教材,亦因有此,中医学形成了与西医学泾渭分明的认知观和诊疗观。

整体观的理论源泉当为天人合一,但是,整体观念不完全等同于天人合一,整体观念有着更深邃的内涵及更广泛的外延,从某种角度而言,天人合一是整体观念中的重要组成部分。"天人合一"这个概念最早明确出现在北宋哲学家张载的《正蒙·乾称》,云"儒者则因明致诚,因诚致明,故天人合一"。此处并非从宏观角度强调天和人之间的密切关系,也不是注重人和自然之间的相互作用,而是强调个体的道德义务,是指一种对个体的利害得失持超越态度的道德境界。然,天道与人道、自然与人相通、相类和统一的观念已经广泛渗透于此前的哲学界及散见于诸多文学作品中,儒释道对天人合一的形成亦有促进作用。董仲舒就明确提出"天人感应"的宇宙系统论,较为明确地构建了中医理论的整体观。

《现代汉语词典》中注释"整体"为整个集体或整个事物的全部(与各个成员或各个部分相对),此当为哲学层面的概念,引入到中医学后,被赋予了新的内涵。整体观念,是中医学关于人体自身的完整性及人与自然、社会环境的统一性的认识。整体观念认为,人体是一个由多层次结构构成的有机整体。构成人体的各个部分之间、各个脏腑形体官窍之间,结构上不可分割,功能上相互协调、相互为用,病理上相互影响。人生活在自然和社会环境中,人体的生理功能和病理变化,必然受到自然环境、社会条件的影响。人类在适应和改造自然与社会环境的斗争中维持着机体的生命活动。

可见,整体观念是中国古代哲学思想和方法在中医学中的具体体现,是同源异构及普遍联系思维方法的具体表达,要求人们在观察、分析、认识和处理有关生命、健康和疾病等问题时,必须注重人体自身的完整性及人与自然和社会环境之间的统一性和联系性。整体观念贯穿于中医学的生理、病理、诊法、辨证、养生、防治等各个方面,是中医学基础理论和临床实践的指导思想。

1. 整体观的理论基础

(1) 人与宇宙万物来源相同:中医学的整体观念,强调从宏观上、从自然与社会的不同角度,全方位研究人体的生理病理及疾病的防治。精气是构成宇宙的本源,精气学说认为宇宙中的一切事物都是由精或气构成的,宇宙万物的生成皆为精或气自身运动的结果,精或气是构成天地万物包括人类的共同原始物质。《周易·系辞上》云"精气为物",《庄子·知北游》认为"通天下一气耳",《淮南子·天文训》认为"宇宙生气,气有涯垠。清阳者薄靡而为天,重浊者凝滞而为地"。

精气同是构成人体的本源,古代哲学家认为人类由天地之精气相结合而生成,天地精气是构成人体的本原物质。《管子·内业》说:"人之生也,天出其精,地出其形,合此以为人。"《素问·宝命全形论》说:"天地合气,命之曰人。"《论衡·论死》说:"气之生人,犹水之为冰也。水凝为冰,气凝为人。"人为宇宙万物之一,宇宙万物皆由精气构成,那么人类也由天地阴阳精气交感聚合而化生。

可见,天地宇宙与人有着共同的本源,即精气。精气的概念涵盖了自然、社会、人类的各个层面,精气是自然、社会、人类及其道德精神获得统一的物质基础;精气是宇宙万物的构成本原,人类为自然万物之一,与自然万物有着共同的化生之源;运行于宇宙中的精气,充塞于各个有形之物间,具有传递信息的中介作用,使万物之间产生感应。这些哲学思想渗透到中医学中,促使中医学形成了同源性思维和相互联系的观点,构建了表达人体自身完整性及人与自然社会环境统一性的整体观念。中医学认为,人与自然、社会环境之间时刻进行着各种物质与信息的交流。通过肺、鼻及皮肤,体内外之气进行着交换;通过感官,感受与传递着自然与社会环境中的各种信息。因而通过气的中介作用,人与自然、社会环境相统一。自然、社会环境的各种变化,对人体的生理、病理则产生一定影响。剧烈的气候变化与社会动荡,则引致病邪的产生,侵犯人体而致疾病发生。此即从生理层面和病理层面形成了整体观。

(2) 人与自然万物组成相同:大气是地球演化的产物,现有成分以氧、氮为主,是地球演化的特定状态。地球的原始大气成分主要是 CO_2、CH_4、CO、NH_2 等,那是原始生命诞生的基础,但其中不含游离氧,现有大气中的氧是绿色植物出现后通过光合作用产生的。人类是从需氧生物中分化出来的,但地球化学运动最初只是无机化学变化,形成无机物;后来发展成有机化学运动,产生出有机物,如氨基酸、核苷酸等;然后再进化到生物化学运动,产生出生物大分子,如蛋白质、核酸等。生命是以此为基础产生的,基于此,可以推测有机物和无机物其组成元素是相同的。

科学研究表明,人体几乎含有元素周期表中的所有元素。人体跟其他动物、植物一样,均是由基本元素构成。人生于天地之间,其化学成分与其生活的环境有关,而生活环境的化学成分取决于其中的岩石类型和气候条件,这就是地域差异。但是这种差异是微小的,总的来说每个人都有着跟地球相同或相似的元素。

《灵枢·邪客》的一段话,即"天圆地方,人头圆足方以应之。天有日月,人有两目。地有九州,人有九窍。天有风雨,人有喜怒。天有雷电,人有音声。天有四时,人有四肢。天有五音,人有五脏。天有六律,人有六腑。天有冬夏,人有寒热……岁有三百六十五日,人有三百六十五节……地有十二经水,人有十二经脉……地有草蓂,人有毫毛……岁有十二月,人有十二节……此人与天地相应者也。"此语形象地将人与天地类比,人体实则为一个个"小天地",正因为这种类似的构造,故而彼此之间有着密切的联系。

(3) **人体生理与自然界变化息息相关**:人的生理与天地之间有着密切关系,并且存在一定的节律,如日节律、七日节律、月节律、季节律、年节律、六十年节律、三百六十年节律。《素问·六节藏象论》云"心者……与夏气相应。肺者……通于秋气。肾者……通于冬气。肝者……通于春气。脾、胃、大肠、小肠、三焦、膀胱者……通于土气(即长夏)",又在《素问·脉要精微论》指出"四变之动,脉与之上下,以春应中规,夏应中矩,秋应中衡,冬应中权",此即脏腑及脉象的季节节律。

妇女之月经生理,体现了月节律。成熟女性的月经每隔28天(接近一个太阴月)周期性地来潮。在月经周期中,人体下丘脑-垂体-卵巢轴、子宫和其他附属性器官的组织结构及功能发生周期性变化,机体代谢、免疫、组织形态以至精神心理活动等,也发生相应的周期性波动。人体其他的生理功能也可受月象变化的影响。如尿17-酮类固醇的排泄量、胡须的生长、痛阈和体重的变化都有月节律变化。人的眼睛每月望日,对红光和橙光最敏感。还有学者对人体血液成分含量的变化与月象的关系做了研究,检测不同时间人体的血红蛋白、红细胞计数、网织红细胞绝对值、白细胞总数及分类、血小板计数等。结果显示:青少年女性各项检测指标以月中(十五)最高,月初次之,月末最低。青少年男性则月初最高,月中次之,月末最低。其中白细胞总数和中性粒细胞比数直接反映机体对致病因素的抵抗能力,青年女性所呈现出的变化规律表明,在一月中,月满期(或前后),人体抵御外邪的能力最强,其次是上半月(月生期),抵御能力最差的时期是下半月(月虚期)。尚有西方医学家及生理学家发现体力、智力、情绪三节律呈现月节律性。凡此种种,均体现了月节律。

《灵枢·顺气一日分为四时》所载:"夫百病者,多以旦慧、昼安、夕加、夜甚……朝则人气始生,病气衰,故旦慧;日中人气长,长则胜邪,故安;夕则人气始衰,邪气始生,故加;夜半人气入脏,邪气独居于身,故甚也。"说明了人体的阳气随着太阳在　日中的节律变化而变化,此为日节律。

2. 整体观的内容

(1) 人体自身是一个整体:人由五脏六腑、四肢百骸、经脉诸窍构成,气、血、津、液是人体内物质的不同存在形式,气、血、津、液可以相互转换;在组织结构上,人体是以五脏为中心,通过经络将六腑、形体组织、五官九窍等联系在一起的一个统一的整体;在生理功能上,不同的脏腑系统互相配合协调,共同完成人体的正常的功能活动;在病理异常时,不同脏腑之间可以互相影响。

人之五脏(心、肝、脾、肺、肾)、六腑(胆、胃、大肠、小肠、膀胱、三焦)、形体(筋、脉、肉、皮、骨)、官窍(目、舌、口、鼻、耳、前阴、后阴)在结构上彼此衔接、沟通。它们以五脏为中心,通过经络系统"内属于腑脏,外络于肢节"的联络作用,构成了心、肝、脾、肺、肾五个生理系统。心、肝、脾、肺、肾五个生理系统之间,又通过经络系统的沟通联络作用,构成一个在结构上完整统一的整体。每个生理系统中的任何一个局部,都是整体的一个组成部分。结构的完整为功能的统一奠定了基础。精、气、血、津液是构成人体的重要组成部分,又是维持人体各种生理功能的精微物质。精、气、血、津液分布、贮藏、代谢或运行于各个脏腑形体官窍中,支撑了它们各自的功能,并使它们之间密切配合、相互协调,共同完成人体的各种生理功能,从而维持了五个生理系统之间的协调有序。同时,脏腑的功能活动又促进和维持了精、气、血、津液的生成、运行、输布、贮藏和代谢,从而充实了形体,支持了脏腑形体官窍的功能。

例如在面部脏腑分属部位上,《灵枢·五色》曰"庭者,首面也;阙上者,咽喉也;阙中者,肺也;下极者,心也;直下者,肝也;肝左者,胆也;下者,脾也;方上者,胃也;中央者,大肠也;挟大肠者,肾也;当肾者,脐也;面王以上者,小肠也;面王以下者,膀胱子处也;颧者,肩也;颧后者,臂也;臂下者,手也;目内眦上者,膺乳也;挟绳而上者,背也;循牙车以下者,股也;中央者,膝也;膝以下者,胫也;当胫以下者,足也;巨分者,股里也;巨屈者,膝膑也。此五脏六腑肢节之部也,各有部分"。可见,首面、咽喉、肺、心、肝、胆、脾……股里、膝膑等人体部位在面部各有分候,即面部是全身的映射或缩影,通过察面可以了解五脏六腑的状态。

又如在目与五脏的关系上,《灵枢·大惑论》曰"睛之窠为眼,骨之精为瞳子,筋之精为黑眼,血之精为络,其窠气之精为白眼,肌肉之精为约束"。后世据此发展形成了五轮学说,进一步明确了目与脏腑的关系:内眦及外眦的血络属"心",称为"血轮",因为心主血,血之精为络;黑珠属肝,称为"风轮",因肝属风主筋,筋之精为黑睛;瞳仁属水,称为"水轮",因为肾属水,主骨生髓,骨之精为瞳仁;白睛属肺,称为"气轮",因肺主气,气之精为白睛;眼胞属脾,称为"肉轮",因为脾主肌肉,肌肉之精为约束(眼睑)。又言"五脏六腑之精气,皆上注于目"(《灵枢·大惑论》),故而目之视觉功能,不但与肝之精气盈亏有关,而且与其他脏腑的精气是否充足亦有关,通过查目可以了解五脏六腑的情况。

尚且有手诊、耳诊、足诊,根据局部可以反映整体,更有中医界目前最为常用的脉诊方法,亦是局部反应整体,《素问·脉要精微论》详细论述了尺部分候。凡此种种,均体现了局部反映整体,局部是整体中的小整体,若干局部从不同的侧面共同体现了整体的状况。正如20世纪80年代,山东大学张颖清教授发现并提出的生物全息理论,就是基于以小窥大的中医整体观,嫁接全息照相的全息概念,用来说明生物体每一相对独立的部分为整体比例缩小这一全息现象。每个生物体的每一具有生命功能又相对独立的局部(又称全息元),包括了整体的全部信息。全息元在一定程度上可以说是整体的缩影。如人体上肢肱骨(上臂骨)、前臂骨、五块掌骨和下肢的股骨、小腿骨等都是全息元,都是人体的一个缩影。

由此可见,人体外在的形体官窍与内在脏腑密切联系,它们的功能实际上是整体功能的一个组成部分。这充分体现了人体内外的整体统一性。

人除了在形体上是一个有机的密不可分的整体外,人的精神也要与身体密不可分,否则就会"阴阳离决,精神乃绝"。在活的机体上,形与神是相互依附,不可分离的。形是神的藏舍之处,神是形的生命体现。神不能离开形体而单独存在,有形才能有神,形健则神旺。而神一旦产生,就对形体起着主宰作用。形神统一是生命存在的保证。故而,任何人做事时一定要一心一意,聚精会神,否则做事无精打采,没有效率,自然事情做不好,做不成。形体与精神要高度统一,有形无神是尸体,有神无形是幽灵,形神相合则生命诞生,形神和谐则健康,形神不和则生疾病,形神分离即死亡。精与气又是神的物质基础,故而精气时刻充斥于人体之中,并且处在时刻不断的运动中,气充则神旺,精充则神足,神又能驭气,故而精、气、神为人身"三宝",精为基础,气为动力,神为主宰,构成"形与神俱"的有机整体。

(2) 人与自然环境是一个统一整体:人生活于自然界中,而自然界的万事万物又是人类赖以生存的必要条件。大自然存在的阳光、空气、水、温度、磁场、引力、生物圈等,构成了人类赖以生存、繁衍的环境。同时,自然环境的变化又可直接或间接地影响人体的生命活动。这种人与自然环境息息相关的认识,即是"天人一体"的整体观。此即《灵枢·邪客》所强调"人与天地相应也"。

自然环境主要包括自然气候和地理环境,总以"天地"名之。天地阴阳二气处于不断的运动变化之中,故人体的生理活动必受天地之气的影响而有相应的变化。

人体节律受季节影响,体现了人与自然的整体性。《灵枢·五癃津液别》说"天暑衣厚则腠理开,故汗出……天寒则腠理闭,气湿不行,水下留于膀胱,则为溺与气",指出在季节影响下,人体生理功能随季节气候的规律性变化而出现适应性调节,正所谓春温、夏热、秋凉、冬寒,故而春生、夏长、秋收、冬藏。同样,气血的运行,在不同季节气候的影响下也有适应性改变。人体的脉象可随季节气候的变化而有春弦、夏洪、秋毛、冬石的规律性变化,如《素问·脉要精微论》说"四变之动,脉与之上下""春日浮,如鱼之游在波;夏日在肤,泛泛乎万物有余;秋日下肤,蛰虫将去;冬日在骨,蛰虫周密"。李时珍在《濒湖脉学》中亦指出"春弦夏洪,秋毛冬石,四季和缓,谓之平脉",表明随季节气候的变化人体生理功能会有适应性调节。

人体经络气血的运行受风雨晦明的影响。据《素问·八正神明论》所言,天温日明,阳盛阴衰,人体阳气也随之充盛,故气血无凝滞而易运行;天寒日阴,阴盛阳衰,人体阳气亦弱,故气血凝涩而难行。同时,疾病的产生也会受到季节的影响,正如《素问·阴阳应象大论》所载"冬伤于寒,春必温病;春伤于风,夏生飧泄;夏伤于暑,秋必痎疟;秋伤于湿,冬生咳嗽"。

人与日夜具有整体性。一日之内的昼夜晨昏变化,对人体生理也有不同影响,而人体也要与之相适应。《素问·生气通天论》说:"故阳气者,一日而主外,平旦人气生,日中而阳气隆,日西而阳气已虚,气门乃闭。"这种人体阳气白天趋于体表,夜间潜于内里的运动趋向,反映了人体随昼夜阴阳二气的盛衰变化而出现的适应性调节。

人与地理环境具有整体性。地理环境是人类生存环境的要素之一,主要指地势的高低、地域性气候、水土、物产及人文地理、风俗习惯等。地域气候的差异,地理环境和生活习惯的不同,在一定程度上也影响着人体的生理活动和脏腑功能,进而影响体质的形成。正如《素问·阴阳应象大论》所指"天不足西北,故西北方阴也,而人右耳目不如左明也。地不满东南,故东南方阳也,而人左手足不如右强也",又言"东方阳也,阳者其精并于上,并于上,则上明而下虚,故使耳目聪明而手足不便也。西方阴也,阴者其精并于下,并于下则下盛而上虚,故其耳目不聪明而手足便也。故俱感于邪,其在上则右甚,在下则左甚,此天地阴阳所不能全也,故邪居之"。众所周知,江南多湿热,人体腠理多稀疏;北方多燥寒,人体腠理多致密。长期居住某地的人,一旦迁居异地,常感到不适应,或生皮疹,或生腹泻,习惯上称为"水土不服"。这是由于地域环境的改变,机体暂时不能适应之故。但经过一段时间后,也就逐渐适应了。这说明地域环境对人体生理确有一定影响,而人体的脏腑也具有适应自然环境的能力。

地域的不同对疾病的产生有一定影响,故而《素问·异法方宜论》言"东方之地……其病皆为痈疡……西方者……其病生于内……北方者……脏寒生满病……南方者……其病挛痹……中央者……其病多痿厥寒热"。

可见,人是与自然环境密切相关,人是"地球人",受到自然环境的影响较大。

(3) 人与社会环境是一个统一的整体:人不单是生物个体,也是社会中的一员,具备社会属性。人体的生命活动,不仅受到自然环境变化的影响,而且受到社会环境变化的制约。政治、经济、文化、宗教、法律、婚姻、人际关系等社会因素,必然通过与人的信息交换影响着人体的各种生理、心理活动和病理变化,而人也在认识世界和改造世界的交流中,维持着生命活动的稳定、有序、平衡、协调,此即人与社会环境的统一性。

社会环境不同,造就了个人的身心功能与体质的差异。这是因为社会的变迁,会给人们的生活条件、生产方式、思想意识和精神状态带来相应的变化,从而影响人的身心功能的改变。一般说来,良好的社会环境、有力的社会支持、融洽的人际关系,可使人精神振奋,勇于进取,有利于身心健康;

而不利的社会环境,可使人精神压抑,或紧张、恐惧,从而危害身心健康。金元时期的李杲曾指出,处于战乱时期的人民身心健康受到严重损害,"向者壬辰改元,京师戒严,迨三月下旬,受敌者凡半月。解围之后,都人之有不病者,万无一二;既病而死者,继踵不绝"。张子和亦指出"贫家之子,不得纵其欲,虽不如意不敢怒,怒少则肝病少,富家之子,得纵其欲,稍不如意则怒多,怒多则肝病多"。

政治、经济地位的高低,对人的身心健康有重要影响。政治、经济地位过高,易使人骄傲、霸道、目空一切,如《灵枢·师传》指出养尊处优的"王公大人,血食之君,骄恣纵欲,轻人";政治、经济地位低下,容易使人产生自卑心理和颓丧情绪,从而影响人体脏腑的功能和气血的流通。政治、经济地位的不同,又可影响个体体质的形成。如明·李中梓指出:"大抵富贵之人多劳心,贫贱之人多劳力;富贵者膏粱自奉,贫贱者藜藿苟充;富贵者曲房广厦,贫贱者陋巷茅茨;劳心则中虚而筋柔骨脆,劳力则中实而骨劲筋强;膏粱自奉者脏腑恒娇,藜藿苟充者脏腑坚固;曲房广厦者玄府疏而六淫易客,茅茨陋巷者腠理密而外邪难干"(《医宗必读·富贵贫贱治病有别论》)。因此,由于个人所处的环境不同,政治经济地位不同,因而在身心功能和体质特点上有一定差异。

整体观念作为一种方法论,可以看作是对中医"天人合一""天人相应"等观点的拓展和延伸。整体观不仅能解释人体相关生理现象,而且对疾病的产生、影响及疾病的诊治均有指导性作用,读者可参考第一讲、第二讲。

(二) 中和观

中和观为中医临证的四大核心之一,其贯穿中医学的生理、病理、诊治、养生等多个方面,历来为笔者所倡导。笔者站在巨人的肩膀上,结合多年的临证实践及摸索,大胆提出"中和观"。中和观实为儒家之主流思想,历代儒学大家均强调中和的思想,上至治国,下至治家,均采用中和之道。中和观引入到中医学后,被赋予了更加具体的内涵,人之生命存在、健康的维系全靠"位中和",人之疾病的产生因为"失中和",故而治疗疾病就是要想尽一切办法"求中和"。

中也者,不偏不倚,无过不及之名矣,考其更细节含义,大凡有三:一者指中间、中等、两者之间之意;二者指适宜、合适、合乎一定标准;三者指人心、内心,即人的内在精神。中和之"中"取意合乎其宜之意,宋之理学家程颐称之为"天下之道"也。

和也者,相应也(《说文解字》),细考其义,大凡有二:一者指调和,二者指和谐,表示协调、均衡、统一的状态。中和之"和"二者之意均有。"和"之内容,包罗万象,可大可小,无处不有和,无处不期盼和,以和为贵、和气生财、和生万物。于国家而言,应该构建和谐社会;于邻里而言,要和睦相处;于家而言,家和万事兴,和乃大同,众望所归,其地位居高,故《孟子·公孙丑》言"天时不如地利,地利不如人和",《荀子·天论》言"万物各得其和以生",《春秋繁露·循天之道》言"和者,天地之所生成也"。可见,万物不离和。

"中"以度言,"和"以状态言,合言"中和",又称"中庸""中行""中道",指一种和谐、平衡、稳定的状态。"中和观"历来是儒家的核心观点,"中"与"和"密不可分,儒家之经典《中庸》载道"喜怒哀乐之未发,谓之中,发而皆中节,谓之和;中也者,天下之大本也;和也者,天下之达道也。致中和,天地位焉,万物育焉"。"中"与"和"均是机体中存在的两种状态,有而未发谓之中,发而不过谓之和,此为天之大本、天之大道。人体若能保持"中""和",便达到了"致中和"状态,于是"天地位焉,万物育焉"。

中和之理,大凡至简。天道有和,地道有和,医道亦和。人之生皆因平和,人之病皆因失和,人之死皆因不可调和之严重失和。医者仁术,但求一和,若能"致中和",疾病康复,妙手回春,救人水火之中,医道虽繁,设若明此之理,得其精髓矣。

1. 身体健康有中和

(1) 人之健康要求阴阳中和: 天地有阴阳,《周易·说卦》言"立天之道,曰阴与阳",有曰"一阴一阳之谓道"(《周易·系辞上》),万物可分阴阳,人体也不例外,《素问·阴阳应象大论》说"阴阳者,天地之道也,万物之纲纪,变化之父母,生杀之本始,神明之府也"。人之健康,必须阴阳"中和",即阴阳平衡。《中藏经·阴阳大要调神论》言"阴阳平,则天地和而人气宁",《医门棒喝·论易理》亦直言"夫致中和,天地位焉,万物育焉。天地之大德曰生者,得中和之道也,中和者,阴阳两平,不偏不倚"。同样天地之间也需要平和,因此,《道德经》说"万物负阴而抱阳,冲气以为和",《淮南子·氾论训》强调"天地之气,莫大于和,和者,阴阳调"。

　　阴阳之间要时刻处在一个动态平衡中,即《素问·生气通天论》强调"阴平阳秘,精神乃治",如此,才能"阴阳和合"而达到"阴阳匀平,以充其形,九候若一,命曰平人"(《素问·调经论》)。平人者,和平、平和,平者,和也,就是没有太过与不及,亦即健康状态。然,阴阳的平衡时刻受到外界的干扰及侵袭,故而阴阳要通过如下方式不断调整维系平衡。

　　阴阳要有对立制约。所谓对立制约,就是指属性相反的阴阳双方在一个统一体中的相互斗争、相互制约和相互排斥。对立制约要达到《素问·生气通天论》中的"阴平阳秘,精神乃治",亦即"阴气和平,阳气闭密,则精神之用,日益治也"。"阴平"者阴气盛满和平,"阳秘者"阳气充盛闭密,二者各自达到最佳,相互交感,谐和为用状态,达到《素问·生气通天论》所言"阴者藏精而起亟也,阳者卫外而为固也"的整体最佳状态,亦即"致中和"。设若阴阳之间的对立制约关系失调,动态平衡遭到了破坏,则标志着疾病的产生。阴阳双方中的一方过于亢盛,则过度制约另一方而致其不足,即《素问·阴阳应象大论》所谓"阴胜则阳病,阳胜则阴病",可称为"制约太过"。阴阳双方中的一方过于虚弱,无力抑制另一方而致其相对偏盛,即通常所说的"阳虚则阴盛""阴虚则阳亢"或"阳虚则寒""阴虚则热",可称为"制约不及"。

　　阴阳要互根互用。所谓阴阳互根,是指一切事物或现象中相互对立的阴阳两个方面,具有相互依存、互为根本的关系。即阴和阳任何一方都不能脱离另一方而单独存在,每一方都以相对的另一方的存在作为自己存在的前提和条件。正如《素问·生气通天论》说:"阴者,藏精而起亟也;阳者,卫外而为固也。"王冰注释此语曰:"阳气根于阴,阴气根于阳,无阴则阳无以生,无阳则阴无以化。"《素问·阴阳应象大论》亦云:"阴在内,阳之守也;阳在外,阴之使也。"设若阴、阳之间的互根关系遭到破坏,就会导致"孤阴不生,独阳不长",甚则"阴阳离决,精气乃绝"(《素问·生气通天论》)而死亡。如果人体阴阳之间的互滋互用关系失常,就会出现"阳损及阴"或"阴损及阳"的病理变化。盖阴不可以无阳,非气无以生形也,阳不可以无阴,非形无以载气也。

　　阴阳要交感互藏。所谓交感,是指阴阳二气在运动中相互感应而交合,亦即相互发生作用。阴阳交感是宇宙万物赖以生成和变化的根源。正如《周易·系辞下》言"天地氤氲,万物化醇;男女构精,万物化生",亦如《管子·内业》言"凡人之生也，天出其精，地出其形，合此以为人。和乃生，不和不生"。所谓互藏，是指相互对立的阴阳双方中的任何一方都包含着另一方，即阴中有阳，阳中有阴。宇宙中的任何事物都含有阴与阳两种属性不同的成分，属阳的事物含有阴性成分，属阴的事物也寓有属阳的成分。正如《类经·运气类》说："天本阳也，然阳中有阴；地本阴也，然阴中有阳，此阴阳互藏之道"。阴阳互藏是阴阳双方交感合和的动力根源，是构筑阴阳双方相互依存、相互为用关系的基础和纽带，也是阴阳消长与转化的内在根据。

阴阳要消长平衡。消长平衡是指对立互根的阴阳双方不是一成不变的，而是处于不断地增长和消减变化之中。阴阳双方在彼此消长的运动过程中保持着动态平衡，阴阳消长有此消彼长，有皆消皆长。要平衡，必须有消长，平衡是在"消长"过程中达到的，平衡务必与消长相结合，"消"而不至于"衰"，"长"而不及于"亢"，只有不断地消长和不断地平衡，才能维持正常的生命活动。

阴阳要转化。所谓阴阳转化，指事物的总体属性在一定条件下可以向其相反的方向转化，即属阳的事物可以转化为属阴的事物，属阴的事物可以转化为属阳的事物。阴阳转化是阴阳运动的又一基本形式。阴阳双方的消长运动发展到一定阶段，事物内部阴与阳的比例出现了颠倒，则该事物的属性即发生转化，所以说转化是消长的结果。阴阳相互转化，一般都产生于事物发展变化的"物极"阶段，即所谓"物极必反"。正所谓"物生谓之化，物极谓之变"（《素问·天元纪大论》），诸如《素问·阴阳应象大论》所言"重阴必阳，重阳必阴""寒极生热，热极生寒"。

阴阳要自和与平衡。所谓阴阳自和，是指阴阳双方自动维持和自动恢复其协调平衡状态的能力和趋势。对生命体来说，阴阳自和是生命体内的阴阳二气在生理状态下的自我协调和在病理状态下的自我恢复平衡的能力。故《淮南子·氾论训》中说："天地之气，莫大于和。和者，阴阳调……阴阳相接，乃能成和。"和则能平，即能达到《内经》的"平人则不病"。

所谓阴阳平衡，是指阴阳双方在相互斗争、相互作用中处于大体均势的状态，即阴阳协调和相对稳定状态。故《素问·调经论》说："阴阳匀平，以充其形，九候若一，命曰平人。"

如此，阴阳的调节形成了一个复杂的体系，一切的出发点均要达到阴阳的平和,亦即"中和",所有介质都是为了"节阴阳而调刚柔",正如《素问·生气通天论》曰"凡阴阳之要,阳密乃固,两者不和,若春无秋,若冬无夏,因而和之,是谓圣度"。亦正如严用和所言:"一阴一阳之谓道,偏阴偏阳之谓疾。夫人一身,不外乎阴阳气血,相与流通焉耳! 如阴阳得其平,则疾不生。"

(2) 人之健康要求气血中和:气是构成世界的本原。世界上的一切都是气构成的。早在 2 000 多年前的春秋战国时期,著名的庄周,又叫庄子,在他的《庄子·知北游》中说"通天下一气耳"。天地之间的万物,都是由气化生而成,人当然也不例外。《素问·宝命全形论》就说"人以天地之气生,四时之法成""天地合气,命之曰人"。气是构成人体和维持人体生命活动的最基本的物质。

人体气是从哪里来的呢? 首先是父母给的先天之气、生殖之精气,即精子和卵子之精气,是构成生命胚胎的物质。其次是来源于自然界的后天之气,有谷气、天气两种。从饮食水谷中吸取的营养物质叫谷气,又叫水谷精微。自然界的清气,又叫天气,主要是氧气。谷气是人赖以生存的基本要素,天气是人呼吸之气,人体吐故纳新,必不可缺。

血是运行在血管中、循环流注在全身的、富有营养和滋润作用的红色液体,是构成人体和维持人体生命活动的基本物质之一。中医学认为,脾胃是气血生化之源。脾胃化生的水谷精微是血液化生的最基本物质,血液在血管中运行,循环全身,输布营养,为生命活动提供营养物质,发挥营养和滋润作用。如,人体面色、肌肉、皮肤、毛发、精神等方面都反映着血的营养和滋润作用的状况。血液供给充足节制,神志活动才能正常,面色才会红润,肌肤毛发才会光亮。我国明朝著名医学家张介宾在《景岳全书·血证》中说:"凡为七窍之灵,为四肢之用,为筋骨之和柔,为肌肉之丰盛,以至滋脏腑、安神魂、润颜色、充营卫,津液得以通行,二阴得以调畅,凡形质所在,无非血之用也。"一句话,人体生命活动必赖血之供给和作用,就连大小便的通畅与否,也不例外。

然而气血之间的关系非常密切,"气为血帅,血为气母"。气为血帅是指:一,气能行血,气的推动作用是血液运行的动力,气行则血行,气有一息不运,血即一息不行;二,气能摄血,气的固摄作用保证了血液循环在正常血管之中,而不妄行逸于脉外,如果血液从脑血管大量溢出,就是危急重病脑出血；三，气能生血，这是说气化是血液生成的动力，气是化生血液的原材料。血为气母是指：气在生成、运行和发挥功能时，始终离不开血。血为气的生成和功能活动提供必需的营养物质，血赖气之运载而运行，输达全身，气赖血之场所和营养滋润而发挥作用。血盛才会气旺，血衰就会气少。血为气守，气才有所依附，血不载气，气随血散，气无以归。由此，我们可以认识到"气即无形之血，血即有形之气"。气血相互渗透，相互促进，相互转化，相互依存，相互制约，相互作用，须臾不可分割，二者必须达到和谐相处，才能保证气血正常生理功能的正常发挥。

"气为血帅，血为气母"是"中和"之"和平共处""互为化生"的体现。只有二者关系"中和"才能健康长寿。气血不和万病生，如气郁则血涩、血凝则气止、气随血脱等。气血贵在疏通，需谨防郁滞，气行则血行，气盛则血旺。其次，气、血均需在气血平衡基础上，各自也要达到"平和"之稳态平衡。如气有余便是火，气不足便是寒。血热妄行则血溢脉外，或衄或崩或漏。在更进一层次上，气化形式有升降出入，无处不达，无处不到。而血则是运行不息，流布全身内外上下，环周不休，滋润营养四肢百骸。只有气机调畅，才能气血和谐"中和"。只有气血中和，"气帅"运动和气化作用才能在"血母"的支持、努力下得以完成。也只有在"血母"的节制下，"气帅"也才能静宁内守，否则气滞则血瘀，气郁、气闭、气结则积聚癥瘕，气脱则血散，血脱则气灭。只有促使气血中和，才是养生之根本所在，才能健康长寿。只有促使气血中和，才能达到治疗疾病的目的。

气血中和，病安从来？一旦气血失和，则万病丛生。人体是整体有机生命系统，不是无生命的单纯的机械零件组装品，通过换零件可以维持机械长期不停地运转，而人则不成。人必须是气血运行畅通，气血运动平衡稳态中和，才能保证身体的健康。相反，一旦气血失和，得而疾病，要像让病去而健康亦然，就必须"执中和"，促使气血尽快中和，方能达到去病的效果，达到健康之目的！

下面结合北京同仁堂大师传承工作室的特需专家门诊的病案，做进一步的说明，气血中和乃健康之本，气血失和是疾病之根。

笔者出诊时经常会遇到情志病，如抑郁症、精神分裂症、焦躁症、健忘症等。笔者认为，遇到此类患者，调气血是必须的，疏肝解郁是关键，郁闷解，情绪畅，气血通，疾病消就是一种必然了。有一次在住院部病房四楼会诊一老干部，老人年近 90 岁，身体状态差，虚弱疲惫，饮食不香，睡眠不安，认真诊查后笔者认为此患者脾胃运化有了障碍，气血失和了。此时用方遣药，必须健脾和胃，运化中州。患者一剂知，三剂效，七剂大好转，治疗之关键是"气血中和"。

东北哈尔滨一老师，患肺癌胸水严重，呼吸不畅，他看到笔者治疗的癌症患者有生存二三十年，遂来同仁堂中医院求诊。详查病情后，处方仍是以调气血为主攻方向，稍带利水。不料患者一年后从海南康复休养回来，胸水几乎消失，精气神十足！患者这一年坚持服药，其中就有活血化瘀的丹参。有对中医活血化瘀不甚了解的人妄臆提出，癌瘤患者不能用丹参，因为担心活血化瘀会让癌细胞加速扩散、转移。这是把活血化瘀当成了单纯的对血液浓度的稀释了。事实上，我们中医的活血化瘀的着眼点是恢复气血中和平衡稳态，气血中和，就没有癌瘤生存的环境了，哪里的转移、扩散呢？治疗之关键不是在于用多少好药，而是谨守病机、遣方用药，促使气血中和，百病消遁，自然攻克癌症，提高生活质量，延长生存时间。

2011 年笔者在齐齐哈尔讲学，遇上一女孩，七八岁了仍不能走路站立，语言不利索，口齿不清楚。此病类似中医儿科学之五迟病，属发育问题。诊查后，处方仍以调理气血为关键，兼以填精充髓，不料 7 剂过后，孩子父母带孩子来北京同仁堂中医院找笔者，要求继续治疗。此患者仅治二三个月余，即可行走、唱歌，疗效之好也着实出乎笔者的预料。仔细思索体悟，也只有气血旺，才能真正做到补虚、补肾之效果，才能达到填精充髓的奇效。之所以前边诸多医者疗效欠佳，查看处方多为直接补肾益精填髓之法，而忘却气血才是关键。如果没有气血的中和，平衡稳态，任何的治疗的效果都会大大折扣。

《健康报》上曾经登载笔者仅用数剂治疗少女崩漏（功能失调性子宫出血）而获效的病例：患者是一个在大连读书的大学生，病程数年，痛苦万分。详查病情方知，患者气虚严重，血中有瘀，了解诸多医者治疗，多为止血。而笔者处方，首重调气血，即益气、活血，而不用大队止血药。仅数剂中药，药到病除。瘀血不除，新血不生，活血化瘀才能使气血中和，益气使血帅有力。故而药到病除，疗效甚好。此病案的关键之处在于治疗止血不能一味地止血，而应查清气血失和之所在，在于气虚、血瘀，治疗后气虚得补，血瘀得除，这样气血趋于中和，病痛必然自消。

2013 年同仁堂中医院院长领来一患者,头痛剧烈,每天依赖去痛片度日,每次用量达 20 多片。详查患者少气无力,怕风、怕热、怕寒,口唇绀紫,颜面暗灰,此乃气郁血瘀所致,郁化火,上攻头而头痛剧。故而处方不从止头痛用药,仍以调气血为方向,解郁活血,服药 1 剂见效,立减去痛片 10 片,调治月余,恢复正常。事后讨论,如专门针对此病头痛去止痛,可以预料肯定没有疗效,因为气郁血瘀这一疾病的病因还在,所以求治多年而不效。郁祛气顺,瘀化血活,气血中和,疾病自退。

综上所述,气血中和百病消。笔者临床重气血、调气血,恢复"气血中和"平衡稳态,才能使百病消失。正如失笑散活血化瘀一样,让人不知不觉中失笑而感叹疗效之神奇!这也是笔者之"三善于"的成果,一要善于调气血,二要善于平升降,三要善于衡出入。只有这样,气血才能中和,才能真正做到气血中和百病消的神奇疗效。故《灵枢·本脏》强调:"血和则经脉流行""卫气和则分肉解利""志意和则精神专直""寒温和则六腑化谷"。

(3) 人之健康要求生存环境中和:人居于天地之间,正如《素问·六微旨大论》言"上下之位,气交之中,人之居也"。人、天、地是一个统一的整体,即天人合一。人处天地之间,要和谐,不能逆天行事,不能肆意践地,"人能应四时者,天地为之父母"(《素问·宝命全形论》),故而,人之健康生存,必须与天地融洽地处理好关系。天地之间,四方有别,寒热冷暖,各相差异,江南多湿热,人体腠理多稀疏,北方多燥寒,人体腠理多致密,正因为有偏颇,故而人体体质产生了偏颇,尽管有差异,尚不构成病理性因素,久之会形成一种**适应性平衡**。长期居住某地的人,一旦迁居他处,常感到不适应,或者生皮疹,或者腹泻,此为"水土不服",实则为适应性平衡被打破。居住之地,尽可能要平和。早期西方医学泰斗阿维森纳在其著作《医典》中写道:"在所有的人种中,那些居住在昼夜平分线(即春秋分线)之间的人要比其他人群更接近理想的均衡配属;居住在昼夜平分线之间,并且远离山区、大海的人,又要比其他人更接近理想的均衡。"他认为"当人们一旦生活在昼夜平分线区域,而他们的身体状况近乎完美。"然,人之居有东、西、南、北、中之差异,我们无法规避,只能寻求适应性平衡。

(4) 人之健康要求社会环境中和:人生活在纷繁复杂的社会环境中,社会环境对健康有着重要的影响,人与社会环境同样是相互统一联系的。一方水土养育一方人,一个良好的社会环境塑造健康完美的人。社会的发展及变迁,给人民的生活方式、生产方式、思想意识和精神状态带来相应的变化,进而影响人的身体功能。所居之处,若有较好的社会环境,有利的社会地位,融洽的社会关系,可以使人精神振奋,积极进取,营造健康氛围。反之,可以使得精神压抑,情绪紧张,继而影响情绪,危害健康。战乱时期,生灵涂炭,何来健康体魄? 金元四大家李杲记载:"向者壬辰改元,京师戒严,迨三月下旬,受敌者凡半月。解围之后,都人之有不病者,万无一二;既病而死者,继踵不绝。"个人的政治、经济地位对健康影响较大,《灵枢·师传》言"王公大人,血食之君,骄恣纵欲,轻人"。李中梓进而指出"大抵富贵之人多劳心,贫贱之人多劳力;富贵者膏粱自奉,贫贱者藜藿苟充;富贵者曲房广厦,贫贱者陋巷茅茨;劳心则中虚而筋柔骨脆,劳力则中实而骨劲筋强;膏粱自奉者脏腑恒娇,藜藿苟充者脏腑坚固;曲房广厦者玄府疏而六淫易客,茅茨陋巷者腠理密而外邪难干"(《医宗必读·富贵贫贱治病有别论》)。于此,要执允取中,大富大贵者不自傲,贫穷百姓者不自卑,方能拿得起放得下。

(5) 人之健康要求食物中和:民以食为天,人要生存,必须要进食物。然天下万事万物,为什么选择当今之食物? 此亦为取"中和"之道,气有寒、热、温、凉,味有酸、苦、甘、辛、咸,气味甘平无毒者多位于"中和"之列,有利于人体,故选五谷稻、黍、稷、麦、菽,觅六畜马、牛、羊、猪、狗、鸡。人素以平和之物求和,若有饮食偏嗜,久而久之,便失和,病态生,健康失。大凡用药物治病,亦即取药物之偏性失衡之偏颇,以找回健康。

(6) 人之健康要求气候中和:自然界是人体赖以生存的必要条件,自然界中充满着阳光、空气、水、温度、磁场、引力、生物圈等,构成了人类赖以生存、繁衍的环境,因而自然环境的变化又可直接或间接地影响人体的生命活动。自然现象及世界万事万物在有序的"治"的状态下产生、存在和发展变化,此即"取中和",否则就会出现"逆"的病的状态或异常的存在、变化和发展,此即"失中和"。人类是宇宙万物之一,与天地万物有着共同的生成本原,人体的生理活动必受天地之气的影响而有相应的变化。一年四季春温、夏热、秋凉、冬寒,故而春生、夏长、秋收、冬藏,而人体生理也随季节气候的规律性变化而出现相应的适应性调节。如《灵枢·五癃津液别》说:"天暑衣厚则腠理开,故汗出……天寒则腠理闭,气湿不行,水下留于膀胱,则为溺与气。"同样,气血的运行,在不同季节气候的影响下也有相应的适应性改变。健康的体格需要"中和"气候，该来即来，不该来即不来，谓之有"节"，该来还没有来曰"不及"，不该来而来的曰"太过"。春天应暖而寒，夏天应热反凉，秋天应凉反温，冬天应寒反热，凡此种种，皆曰气候失"中和"，疾病生矣。

（7）人之健康要求水源中和：人之生，不离水，一方水土养育一方人，水源对健康影响较大。水质、水量应该"中和"，水质酸化、水质碱化、水质污染，甚至水的硬度过大，均会影响健康。水量的多寡对健康有影响，水灾泛滥，瘟疫流行，疾病横溢；水源干枯，土地贫瘠，一毛不生，饥荒饿莩，健康不存。

2. 疾病产生失中和

和生万物，不和则有害于万物。人体生理状态要呈现一个中和状态，"入"不能太过、太多、太快，也不能太少、太慢，否则就是病态。"出"不能太过、太多、太快，也不能太少、太慢，否则也是病态。"升降出入"要适中、要和谐，否则会产生疾病，如《素问·六微旨大论》云"出入废，则神机化灭；升降息，则气立孤危。故非出入，则无以生、长、壮、老、已；非升降，则无以生、长、化、收、藏"。这是一个基本的规律，是生命的大道理、硬道理。违犯了即失和，于是疾病生矣。

然不和因素多矣，气候不和，于是六淫生；情志不和，遂七情内伤生；饮食不和，性味偏嗜，脏腑受损；津液代谢不和，痰饮酿生；血液代谢不和，瘀血化生；凡此种种，最终可导致气血不和，阴阳不和。

（1）气候失和即六淫：正所谓"未至而至，此谓太过，则薄所不胜，而乘所胜也，命曰气淫。至而不至，此谓不及，则所胜妄行，而所生受病，所不胜薄之也，命曰气迫"（《素问·六节藏象论》）。六淫者，风、寒、暑、湿、燥、火（热）也。正常情况下，风、寒、暑、湿、燥、火是自然界六种不同的气候变化，是万物生长化收藏和人类赖以生存的必要条件，称为"六气"。人类长期生活在六气交互更替的环境中，对其产生了一定的适应能力，一般不会致病。但在自然界气候异常变化，超过了人体的适应能力，或人体的正气不足，抵抗力下降，不能适应气候变化而发病时，六气则"失和"，遂成为病因，此为"六淫"，或称"六邪"。尚有一种乖戾之气，称为"疠气"，或称"疫气""异气""戾气""毒气"，感受此气即发病，具有较强的传染性。其可以通过空气传播，经口鼻侵入致病，也可随饮食、蚊虫叮咬、虫兽咬伤、皮肤接触等途径传染而发病。疠气侵入，导致多种疫疠病，又称疫病、瘟病，或瘟疫病，如痄腮、烂喉丹痧、疫毒痢、白喉、天花、肠伤寒、霍乱、鼠疫，以及疫黄、流行性出血热、艾滋病等。

（2）**七情失和曰"七情内伤"**：七情者，指喜、怒、忧、思、悲、恐、惊七种正常的情志活动，是人体的生理和心理活动对外界环境刺激的不同反应，属人人皆有的情绪体验，一般情况下不会导致或诱发疾病。只有强烈持久的情志刺激，超越了人体的生理和心理适应能力，损伤机体脏腑精气，导致功能失调，或人体正气虚弱，脏腑精气虚衰，对情志刺激的适应调节能力低时而导致或诱发疾病。情志活动由脏腑精气应答外在环境因素的作用所产生，脏腑精气是情志活动产生的内在生理学基础。故七情皆为五脏所主，心主喜、肝主怒、脾主思、肺主悲、肾主惊恐。正如《素问·阴阳应象大论》说："人有五脏化五气，以生喜怒悲忧恐。"五脏藏精，精化为气，气的运动应答外界环境而产生情志活动。七情所伤对应其相应的脏腑，心在志为喜，过喜则伤心；肝在志为怒，过怒则伤肝；脾在志为思，过度思虑则伤脾；肺在志为悲为忧，过悲则伤肺；肾在志为惊恐，过度惊恐则伤肾。正如《素问·阴阳应象大论》言："肝在志为怒，心在志为喜，脾在志为思，肺在志为忧，肾在志为恐。"可见，七情失调，神气损耗，五脏气乱，故曰"百病皆生于气也，怒则气上，喜则气缓，悲则气消，恐则气下，惊则气乱，思则气结"（《素问·举痛论》）。心主藏神，七情内伤最易伤及心神。《类经·疾病类·情志九气》明确指出："情志之伤，虽五脏各有所属，然求其所由，则无不从心而发。"

（3）**饮食失和曰不节**：饮食不节主要有饮食无度、饮食不洁、五味偏嗜等情况，其中饮食无度和五味偏嗜是失中思想的体现。《素问·生气通天论》曰"阴之所生，本在五味；阴之五宫，伤在五味"，又言"味伤形，气伤精，精化为气，气伤于味"（《素问·阴阳应象大论》）。食不可多，《论语·乡党》强调"不多食"，《十三经注疏》指出"不可过饱也"，孙思邈则直言"如食五味，必不得暴""是以养性之士……不易极饥而食，食不可过饱；不欲极渴而饮，饮不欲过多；饱食过多则结积聚，渴饮过多则成痰癖"《备急千金要方·养性序》），"善养性者，先饥而食，先渴而饮，食欲数而少，不欲顿而多，常欲令饱中饥，饥中饱耳"（《备急千金要方·养性》）。饮食过多，轻者表现为饮食积滞不化，以致病理产物"积食"内停，可见脘腹胀满疼痛，嗳腐吞酸，呕吐、泄泻、厌食、纳呆等，故《素问·痹论》说"饮食自倍，肠胃乃伤"。重者，可因脾胃久伤或营养过剩，而发展为消渴、肥胖、痔疮、心脉痹阻等病证。如《素问·生气通天论》所说"因而饱食，筋脉横解，肠澼为痔""高粱之变，足生大丁"等。食不可过少，《灵枢·五味》言"谷不入，半日则气衰，一日则气少矣"。长期摄食不足，营养缺乏，气血生化减少，一方面因气血亏虚而脏腑组织失养，功能活动衰退，全身虚弱；另一方面又因正气不足，抗病力弱，易招致外邪入侵，继发其他疾病。偏嗜更为失和，寒热得适中，《灵枢·师传》言"食饮者，热无灼灼，寒无沧沧，寒温中适，故气将持，乃不致邪僻也"。若过分偏嗜寒热饮食，可导致人体阴阳失调而发生某些病变。如偏食生冷寒凉之品，久则易于耗伤脾胃阳气，导致寒湿内生；若偏嗜辛温燥热饮食，又可使肠胃积热，或酿成痔疮等；若嗜酒成癖，久易聚湿、生痰、化热而致病，甚至变生癥积。五味得适中，五味者，酸、苦、甘、辛、咸也。五味应五脏，故《素问·至真要大论》说"夫五味入胃，各归所喜，故酸先入肝，苦先入心，甘先入脾，辛先入肺，咸先入肾"。五味吸入宜中和，否则"久而增气，物化之常也。气增而久，夭之由也"（《素问·至真要大论》）。长期嗜好某种性味的食物，就会导致该脏的脏气偏盛，功能活动失调而发生多种病变，即五味偏嗜，从而引起脏腑功能失调，正如《素问·五脏生成》所言"多食咸，则脉凝泣而变色；多食苦，则皮槁而毛拔；多食辛，则筋急而爪枯；多食酸，则肉胝䐢而唇揭；多食甘，则骨痛而发落"。

津液代谢紊乱会酿生痰饮，血液代谢紊乱会形成血瘀。气血阴阳，人之根本也。上述诸般失和继而可导致气血阴阳的失和，此为一切疾病之基础。

气和血，是构成人体的基本物质，也是人体各种生理活动的物质基础。如果人体的气血失常，必然会影响及机体的各种生理功能，而导致疾病的发生，故《素问·五运行大论》言"气相得则和，不相得则病"，《素问·调经论》强调"血气不和，百病乃变化而生"。气的失常，主要包括两个方面：一是气的生化不足或耗散太过，形成气虚的病理状态；二是气的某些功能减退及气的运动失常，出现气滞、气逆、气陷、气闭或气脱等气机失调的病理变化。血的失常，亦有两个方面：一是因血液的生成不足或耗损太过，致血的濡养功能减弱而引起的血虚；二是血液运行失常而出现的血瘀、出血等病理变化。然气和血之间具有相互资生、相互依存和相互为用的关系。气对于血，具有推动、温煦、化生和统摄的作用；血对于气，则具有濡养和运载等作用。故气的虚衰和升降出入异常,必然影响及血。如气虚则血无以生化,血液因之虚少;气虚则推动、温煦血液的功能减弱,血液因之运行不畅而滞涩;气虚统摄血液的功能减弱,则血液因之外逸而出血;气机郁滞,则血可因之而瘀阻;气机逆乱,则血可随气上逆或下陷,出现上为吐血、衄血,乃至厥仆,下为便血、崩漏等症。同样,血的虚衰和血行失常时,也必然影响及气。如血虚则气无所养而衰少;血脱,则气无所依而随血脱逸;血瘀则气亦随之而郁滞。故临床可见气滞血瘀、气虚血瘀、气不摄血、气随血脱及气血两虚等。

阴阳失调有阴阳偏胜、阴阳偏衰、阴阳互损、阴阳格拒、阴阳亡失五者。阴阳偏胜,属"邪气盛则实"的实证,正如《素问·阴阳应象大论》言"阳胜则热,阴胜则寒"。阴阳是相互制约的,一方偏胜必然制约另一方而使之虚衰。故又可言"阳胜则阴病,阴胜则阳病"(《素问·阴阳应象大论》)。阴阳偏衰,属"精气夺则虚"的虚证。阴气或阳气的某一方减少或功能减退时,则不能制约对方而引起对方的相对亢盛,形成"阳虚则阴盛""阳虚则寒""阴虚则阳亢""阴虚则热"。正常状况下,阳气根于阴,阴气根于阳,无阴则阳无以生,无阳则阴无以化。病理状态下,任何一方虚损的前提下,病变发展影响及相对的一方,形成阴阳两虚的病机。阴阳格拒,是在阴阳偏盛基础上由阴阳双方相互排斥而出现寒热真假病变的一类病机,包括阴盛格阳和阳盛格阴两方面。阴阳相互格拒的机制,在于阴阳双方的对立排斥,即阴或阳的一方偏盛至极,壅遏于内,将另一方排斥格拒于外,迫使阴阳之间不相维系,从而出现真寒假热或真热假寒的复杂病变。虞抟《医学正传》说"假热者,水极似火,阴证似阳也……此皆阴盛格阳,即非热也""至若假寒者,火极似水,阳证似阴也……亦曰阳盛格阴也"。亡阴、亡阳是一种严重的失和状态,阴亡,则阳无所依附而散越;阳亡,则阴无以化生而耗竭。亡阴可以迅速导致亡阳,亡阳也可继而出现亡阴,进而导致"阴阳离决,精气乃绝",生命活动终止而死亡。

3. 治疗疾病求中和

失和则生病,求和为治病。故医者的一切仁术,均是为了求和。《素问·至真要大论》治其总纲而强调"谨察阴阳所在而调之,以平为期,正者正治,反者反治",此即为医道中和之精髓。具体调治方法为"寒者热之,热者寒之,温者清之,清者温之,散者收之,抑者散之,燥者润之,急者缓之,坚者软之,脆者坚之,衰者补之,强者泻之"(《素问·至真要大论》),《素问·阴阳应象大论》补充有"留者攻之""逸者行之,惊者平之",明末清初医学家张志聪在《侣山堂类辩》亦论"医者以中庸之道,存乎表,则虚者补,实则泻,寒者温,热者凉"。此即史伯言及的"以它平它谓之和"。在用药上亦得取中和之道,性味有度,故《汉书·艺文志·医经》称医之治疗为"调百药齐和之所宜",其理由为"经方者,本草石之寒温,量疾病之浅深,假药味之滋,因气感之宜,辨五苦六辛,致水火之齐,以通闭解结,反之于平。及失其宜者,以热益热,以寒增寒,精气内伤,不见于外,是所独失也"(《汉书·艺文志·经方》),故遣方施药要达到一个度,即"凡阴阳之要,阳秘乃固,两者不和,若春无秋,若冬无夏;因而和之,是谓圣度"(《素问·生气通天论》)。

阴阳调和原则:若有余则损之,即"实则泻之",泻其阳盛,损其阴盛;若不足则补之,即"虚则补之"。阴阳调理有法有度,可采用阴阳互制而调理阴阳,即王冰所谓"壮水之主,以制阳光,益火之源,以消阴翳";可运用阴阳互济而调补阴阳,即张介宾所言"善补阳者,必于阴中求阳,则阳得阴助而生化无穷;善补阴者,必于阳中求阴,则阴得阳升而泉源不竭"(《景岳全书·新方八阵》)。尚可采用阴阳并补,但须分清主次,阳损及阴者,以阳虚为主,则应在补阳的基础上辅以滋阴之品;阴损及阳者,以阴虚为主,则应在滋阴的基础上辅以补阳之品。还有回阳救阴之法,亡阳者,当回阳以固脱;亡阴者,当救阴以固脱。对于阴阳格拒的治疗,则以寒因寒用、热因热用之法治之。综上之法,从而达到"阴平阳秘,精神乃治"。

气血失和者,虚则补之,实则泻之,气虚者,采用补气之法;血虚者,采用补血之法,"脾胃为后天之本""脾胃为气血生化之源",故而补气、补血之时,时刻不要忘记对脾胃的补养。气机异常者,要区分气滞、气逆、气陷、气闭、气脱等,气滞者宜行气,气逆者宜降气,气陷者宜补气升气,气闭者宜顺气开窍通闭,气脱者则宜益气固脱。脾气主升,肝气疏泄升发,常宜畅其升发之性;胃气主通降,肺气主肃降,多宜顺其下降之性。血运失常时,要调理血运,血瘀者宜活血化瘀,出血者宜止血。对于气血异常者,若气虚生血不足而致血虚者,宜补气为主,辅以补血,或气血双补;气虚行血无力而致血瘀者,宜补气为主,辅以活血化瘀;气滞致血瘀者,宜行气为主,辅以活血化瘀;气虚不能摄血者,宜补气为主,辅以收涩或温经止血。若血虚不足以养气,可致气虚,宜补血为主,辅以益气;但气随血脱者,因"有形之血不能速生,无形之气所当急固"(清·程国彭《医学心悟》),故应先益气固脱以止血,待病势缓和后再进补血之品。综上之法,气血方能平和,生机方能蓬勃。

气血、阴阳一旦调和,大局已定,疾病处于顺境,余之气候寒暑、寒热冷暖、饮食偏嗜均则"中和"之法而调之。治疗法则需要"中和",治疗具体方法亦需要中和,根据不同的病证,采取不同方药,能食补者,不药补,能药调者,不手术。故而《素问·五常政大论》曰:"病有久新,方有大小,有毒无毒,固宜常制矣。大毒治病十去其六,常毒治病十去其七,小毒治病十去其八,无毒治病十去其九,谷肉果菜食养尽之,无使过之伤其正也。不尽,行复如法。必先岁气,无伐天和,无盛盛,无虚虚,而遗人夭殃;无致邪,无失正,绝人长命。"要恰到好处地选择治疗方法。

不仅是治疗方法,在立法选方上,亦尽中和。八法之中,专有一法,名曰"和"法,专尽调和之功,组方平稳,各方面均兼顾,故而临床疗效确切。笔者在临床上根据小柴胡汤化裁出孙光荣扶正祛邪中和汤,诸多病症以此方为底方,随证加减,效果确切。在用药方面,宜取中和。用药时寒者热之,热者寒之,应该理解为调和。调和具有双向性,故而在寒药中设小量热药作为佐引,在热药中设少量寒药作为佐引,如此两不相拒,并能从阴引阳,从阳引阴。从中和的核心来理解,人之疾病的产生是一切相关因素的失和,换句话说就是机体内环境的改变,从这个角度去确立治疗原则的话,就是要调理内环境达到中和,因此,治病用不是针对病理因素而是调理内环境,内环境"中和"了,病理因素自然无处遁形。

4. 养生保健顺中和

养生即养和,一切的行为方式应该遵循中和,要规避不中和之物,要远离不中和之事,要精修趋中和之心。要遵行外三和:一者与天和,顺四时而适寒暑;二者与地和,就是《内经》所说"天食人以五气,地食人以五味";三者与人和,就是与人交往以仁为本,以和为贵。要讲内三和:一者性和,秉性与生俱来,习性可以后天习得,养成良好的习性,以化掉我们秉性里阴的一面,使我们回归阳光心态而归为道心,故而要养性;二者心和,就是强调志闲而少欲,心情舒畅,心态平和;三者要意和,不能贪得无厌,常修一颗知足常乐之心;不可怨天尤人,不可心存邪念,常修一颗慈悲仁爱之心。

笔者认为养生原则,即和则安。人要与自然界"和",即与天地"和",与人"和"，与动物"和"，衣食住行与身体"和"。"和"统领养生之总则。现代的健康概念有四层意思：一，身体没病；二，心理健康；三，社会适应能力良好；四，道德健康。完全符合"和"的基本要求，身体没病是机体代谢顺畅、气血"中和"的表现。心理健康是处事为人之心理活动自我调节平衡心态的体现。道德健康、社会适应能力良好，说明与社会时代相符，是个人与团体、个人与时代融合的表现，无处不体现"和"。

笔者认为，养生要领即上善、中和、下畅。上善更多是指头脑、神志要好。神志好必须要有良好的心态，要有良好的世界观，遇事要平静、平和、不急不躁、不骄不傲、不慌不忙，心态自然会放得下，就会知足常乐，就会做到上善若水，顺势而安，无坚不克。中和，有两层意思：首先是中焦脾胃要安和。脾胃为"后天之本"，人以水谷为本。脾胃不和则人绝水谷则死，内伤脾胃百病由生。因此，在养生中要始终注意保护脾胃，饮食应规律，做到不暴饮暴食，及时进餐，饥饱适宜，节制酒品，禁忌生冷和油腻之品。其次是中处人事要"中和"，是指人在天地间，与周围的人和事要和谐共处，切不可有违环境和道德规范的行为，肆意妄为，伤人害己。下畅是指在养生中尤其要注意大小便的通畅，女性还要注意月经的情况。如果上善指的精神、神志之修养，中和指的心理与道德的修行，那么下畅可以理解成身体状况调养。气血畅通中和，就会健康长寿。综合起来就是敬天法地，谨守阴阳，修身养性，吉祥安康。

结合"顺中和"之意，笔者提出中医养生基本方法大致分四类：心养、食养、药养、术养。

心养，即养心，心主神志，五脏六腑之大主，心若安，诸脏安和，是中和之支柱。《素问·上古天真论》曰："恬淡虚无，真气从之，精神内守，病安从来？"这是说，一个人内无所求，外无所累，虚极静笃，臻于自然，真气（即正气）自然会得到良好的养护，就不容易得病。日常生活中遇到不顺心之事，要自己克制，还要学会自我安慰，情绪有失控之虞时，要及时排解。

食养就是利用调节饮食的方法来达到养生祛病的目的。食养自《内经》时，就已广泛地运用在中医诊疗和养生保健了。我国金元四大家之一、攻邪派的代表人物张子和，就十分重视用饮食来诊疗疾病和养生，他在《儒门事亲》中记载了一例用食疗治好习惯性流产的医案。这一妇女怀孕时大便干燥，多次因努力大便而伤胎导致流产，找遍名医救治无果。张子和了解情况后，就很简单地吩咐一番，让患者多吃青菜（葵菜、菠菜），少吃肉食，要想吃荤菜就只能吃猪血。结果，孕妇就不再便秘了，孕胎也保住了。

张子和主张以食平疴，食养补虚，把食疗分成不同层次：食治、食养、补虚等。用方大致有三类：一是专用食物治疗疾病的方，二是专用食物补养补虚的方，三是与药同施治疗的方。希望大家能在中医师的正确指导下，调节好饮食，搞好食养，调和气血，促使气血处于"中和"的平衡稳态，才能健康长寿。

药养，就是用药来调养身体。这也是中医养生的重要方法。药养适合老年人或一些慢性疾病康复期的患者。但切不可用保健食品代替药品用于疾病治疗。药养必须在中医师的指导下正确服用。目前，药养方式最易被广大老百姓接受的是膏方和药茶。膏方一定要在临床中医师的指导下服用，切不可自行配制。一方面，所用药物不一定对证（症），也就是说不一定适合自己；另一方面，个人配制不能保证药品质量和配制工艺。药茶在南方一带很流行，但要在经验丰富的药茶师或中医师指导下服用，避免药不对症，达不到效果。如饮用有保健功效的凉茶，如果不对症，又长期大量服用，很可能会由凉积累成寒，而伤脾胃，影响气血的和谐稳态，对健康不利。

术养是数千年来积淀的中医养生文化，包含了博大精深的养生方法和技术。如华佗的"五禽戏"、传统的太极拳，还有体育锻炼、琴棋书画等，都是值得提倡的养生技术。随着科技进步、社会发展，人们卫生健康水平的提高，大量老年人进入老年大学学习养生技术，参加许多养生活动，如合唱团、秧歌队……这些都是良好的养生办法。特别值得说明的是，老年人或中年人，不论尝试何种养生方法，都要量力而行，要循序渐进，且不可急躁冒进，不然会适得其反，不仅没健身反而伤心、伤身。还有一种把养生技术融入个人日常生活习惯的方法。如穿衣一定要合体，大方端庄，走路一定要挺胸抬头，不论男女，都要适当地做美容保健，有不少人就是从改变不良生活习惯而获益的。

中和观念无处不在，无处不体现。中和之思想并非笔者首创，而是中医的本质内涵，自《黄帝内经》便全面深入，迨至张仲景之《伤寒杂病论》更是承袭此思想，其医学观、生命观、疾病观、治疗观均可以用"和"字来概括，统计该书当中，共有 49 次出现"和"字，《金匮要略·脏腑经络先后病脉证治》

云"若五脏元真通畅,人即安和",强调五脏协调即安和;书中散见多处论述,如"此卫气不共营气谐和故尔"(《伤寒论·辨太阳病脉证并治》篇 53 条)、"表解里未和"(《伤寒论·辨太阳病脉证并治》篇 52 条)、"胃气不和"(《伤寒论·辨太阳病脉证并治》篇 29 条)、"睛不和"(《伤寒论·辨阳明病脉证并治》篇 252 条)、"脉不和"(《伤寒论·平脉法》篇 38 条)等,强调病理状态为失和;指出"下之则和,宜大陷胸丸"(《伤寒论·辨太阳病脉证并治》篇 131 条)、"此卫气不和也,先其时发汗则愈,宜桂枝汤"(《伤寒论·辨太阳病脉证并治》篇 54 条),强调治疗目的旨在"和"。治疗手段方面承袭《内经》"谨察阴阳之所在而调之,以平为期"之意,提出"病痰饮者,当以温药和之"(《金匮要略·痰饮咳嗽病脉证治》)、"宜桂枝汤小和之"(《伤寒论·辨霍乱病脉证并治》篇 387 条)、"以小承气汤,少少与微和之"(《伤寒论·辨阳明病脉证并治》篇 251 条),凸显治疗手段为"和";甚至,立方小柴胡汤、半夏泻心汤、乌梅丸,后世解析为"寒热并用谓之和,补泻合剂谓之和,表里双解谓之和,平其亢厉谓之和",并确定其为八法中之重要之法,无处不体现"和"的思想。笔者之体悟只是将"中和"作为一种思想,作为一种观念提出来,冀求有完整的理论体系及诊疗体系,进而服务临床,或能形成流派。

(三)未病观

未病观是中医临证的重要组成部分。未也者,指还没有,不曾之意,或有将来之意;病也者,疾病也。未病从字面理解有两层含义,一者不曾有的病,二者将来的病。然学者于此概念尚存在争议,有认为其为无病之意,有认为其为病态,为病之轻症,为病之前奏之意,有人理解其为今之亚健康状态。未病为病之轻症的说法,看似中肯,实则不准。第一,健康之人时刻有生病的情况,健康之时当成为未病状态;第二,疾病状态时,尚且可以变化,未受邪之处,尚处于未病状态。此二者非病之轻症。至于将未病跟亚健康简单画等号的说法亦不妥。亚健康是现代医学术语,它是一种临界状态,处于亚健康状态的人,虽然没有明确的疾病,但却出现精神活力和适应能力的下降,如果这种状态不能得到及时纠正,非常容易引起心身疾病。亚健康状态非中医讲的未病,或许用实验室指标衡量无任何异常,然而按照中医的辨证方法进行诊断却有证可依,当属于中医不折不扣的"已病"。

1. 未病的概念

未病一词，最早见于《内经》，《素问·四气调神大论》载有"是故圣人不治已病治未病，不治已乱治未乱，此之谓也。夫病已成而后药之，譬犹渴而穿井，斗而铸锥，不亦晚乎"，后在《灵枢·逆顺》《素问·刺热》均有提及。未病是一个比较宽泛的概念，并且具有一定的模糊性，大体而言可以包含今之亚健康，包括一切养生所针对的状态。从某种角度而言，一切的养生都是针对于未病，都是在治疗未病。

细考究，未病大体有四个层面的意思。

（1）指已疾之后、未病之先： 未病为"疾"与"病"之间的中间状态。东汉许慎《说文解字》言"疾，病也""病，疾加也"，二者有轻重之别。后有医家陆懋修在所著的《世补斋不谢方·小引》中进一步指出"疾病二字，世每连称。然今人之所谓病，于古但称为疾。必其疾之加甚始谓之病。病可通言疾，疾不可遽言病也"，并说"经盖谓人于已疾之后、未病之先即当早为之药。乃后人以疾为病。认作服药于未疾时，反谓药以治病，未病何以药为？不知经言未病正言已疾。疾而不治，日以加甚。病甚而药，药已无及，及未至于病，即宜药之，此则《内经》未病之旨，岂谓投药于无疾之人哉！"今之段逸山先生亦指出《素问·四气调神大论》所言"未病"乃指"已疾之后、未病之先"。

（2）指无明确的症状和体征：《素问·刺热》曰："肝热病者，左颊先赤；心热病者，颜先赤；脾热病者，鼻先赤；肺热病者，右颊先赤；肾热病者，颐先赤。病虽未发，见赤色者刺之，名曰治未病。"疾为小病，而病为大疾。所以此处所说之"未发"，并非完全健康，实际上已有先兆小疾存在，只是未显露出来而已。后世注家杨上善说"热病已有，未成未发，斯乃名未病之病，宜急取之"。可见其"未病"为无明确的症状及体征。

（3）指疾病的尚未明确显露的状态：《灵枢·逆顺》言："上工刺其未生者也，其次刺其未盛者也，其次刺其已衰者也……故曰：上工治未病，不治已病。此之谓也。"此篇是讲针刺的大法，结合上下文，其中的"未病"与"未生"同义，应该是指疾病的尚未明确显露，而不是未得病。后杨上善注言："内外二邪虽有，未起病形，刺之以为上工也"。

（4）指健康无病的状态： "未病"是内在之"神"处于自然状态。中医学认为，人体自然状态下，"心"能够与自然精气相通；与自然精气相通，就能够同天地之气化;与天地气化相同,就能"恬淡虚无,真气从之,精神内守,病安从来"。按照这种气化思维,如果能够做到"神主形从""志闲而少欲,心安而不惧,形劳而不倦,气从以顺,各从其欲,皆得所愿",即使人到老年,也能够"却老而全形"。因此,内在之"神"处于自然状态正是健康无病的核心内涵。《素问·上古天真论》所言之"真人""至人""圣人"和"贤人"皆属于此状态。

后世对未病之学多有继承与阐发,《内经》载有"病先发于肝,三日而之脾"。《难经》强调"所谓治未病者,见肝之病,则知肝当传之与脾,故先实其脾气,无令得受肝之邪,故曰治未病焉。中工者,见肝之病,不晓相传,但一心治肝,故曰治已病也"(《难经·七十七难》)。《伤寒杂病论》继续秉承此思想,并着重于临床实践,《金匮要略·脏腑经络先后病脉证第一》中开章明义地强调预防未病的思想"夫治未病者,见肝之病,知肝传脾,当先实脾,四季脾王,不受邪,即勿补之;中工不晓相传,见肝之病,不解实脾,惟治肝也"。明确"既病防变"的重要性,又言"若人能养慎,不令邪风干忤经络""房室勿令竭乏""服食节其冷热苦酸辛甘""无犯王法,禽兽灾伤",深化了治未病的具体方法。华佗、葛洪、陶弘景、巢元方、孙思邈、庞安时、钱乙、金元四大家、温病四大家及今之学者对未病及其治疗的理论、实践均有阐发,以至于1985年时雷正荣先生明确提出"未病学"应成为独立的中医分支学科。

未病需要预防,预防就是采取一定的措施,防止疾病的发生与发展。对于健康人来说,它可增强体质,预防疾病的发生;对于病者而言,它可防止疾病的发展与传变,即包括未病先防和既病防变两个方面。从某种意义来说,就是养生,即调摄保养自身生命的意思,正如《素问·上古天真论》所说的"上古之人,其知道者,法于阴阳,和于术数,食饮有节,起居有常,不妄作劳,故能形与神俱,而尽终其天年,度百岁乃去"。其意义在于通过各种调摄保养,增强自身的体质,提高正气,从而增强对外界环境的适应能力和抗御病邪的能力,减少或避免疾病的发生;或通过调摄保养,使自身体内阴阳平衡,身心处于一个最佳状态,从而延缓衰老的过程。

2. 未病先防

未病先防是指在未病之前,采取各种措施,做好预防工作,以防止疾病的发生。具体可以采用如下方法。

(1) 顺应自然以养生: "人与天地相应"(《灵枢·邪客》),意即人体的生理活动与自然界的变化规律是相适应的。故《素问·四气调神大论》强调"春三月,此谓发陈,天地俱生,万物以荣,夜卧早起,广步于庭,披发缓形,以使志生,生而勿杀,予而勿夺,赏而勿罚,此春气之应,养生之道也。逆之则伤肝,夏为寒变,奉长者少。夏三月,此谓蕃秀,天地气交,万物华实,夜卧早起,无厌于日,使志无怒,使华英成秀,使气得泄,若所爱在外,此夏气之应,养长之道也。逆之则伤心,秋为痎疟,奉收者少,冬至重病。秋三月,此谓容平。天气以急,地气以明,早卧早起,与鸡俱兴,使志安宁,以缓秋刑,收敛神气,使秋气平,无外其志,使肺气清,此秋气之应,养收之道也。逆之则伤肺,冬为飧泄,奉藏者少。冬三月,此谓闭藏。水冰地坼,无扰乎阳,早卧晚起,必待日光,使志若伏若匿,若有私意,若已有得,去寒就温,无泄皮肤,使气亟夺,此冬气之应,养藏之道也。逆之则伤肾,春为痿厥,奉生者少。继而指出:"春夏养阳,秋冬养阴,以从其根。"(《素问·四气调神大论》)故而养生应该顺应自然,起居有常,动静合宜等。

(2) 养性调神以养生: 情志活动与身体健康密切相关,七情太过,不仅可直接伤及脏腑,引起气机紊乱而发病,也可损伤人体正气,使人体的自我调节能力减退。所以,调神或养性,是养生的一个重要方面。通过养性调神,还可改善气质,优化性格,增强自身的心理调摄能力,起到预防疾病、健康长寿的功用。要做好养性调神,一是要注意避免来自内外环境的不良刺激,二是要提高人体自身心理的调摄能力。

(3) 护肾保精以养生: 肾精对人体生命活动非常重要,精能化气,气能生神,神能御气、御形,故精是形、气、神的基础。《金匮要略·脏腑经络先后病脉证》谈到养生时说"房室勿令竭乏",即说性生活要有节制,不可纵欲无度以耗竭其精。男女间正常的性生活,是生理所需,对身体是无害的。若性生活得不到满足,每易形成气机郁滞之证。但性生活要消耗肾精肾气,而肾精肾气关系到人体的生长、发育、生殖等功能及机体阴阳平衡的调节,性生活过度,必致肾精肾气亏损而使人易于衰老或患病,故中医学将房劳过度看作疾病的主要病因之一。护肾保精之法除房室有节外,尚有运动保健、按摩固肾、食疗保肾、针灸药物调治等,从而使人体精充气足、形健神旺,达到预防疾病、健康长寿的目的。

(4) 运动锻炼以养生: "形神合一"尚得"形动神静"。"形动"即加强形体的锻炼。《吕氏春秋·达郁》以"流水不腐,户枢不蠹,动也"为例,阐释了"形气亦然,形不动则精不流,精不流则气郁"的道理。中医学将此理引入养生保健之中,认为锻炼形体可以促进气血流畅,使人体肌肉筋骨强健,脏腑功能旺盛,并可借形动以济神静,从而使身体健康,益寿延年,同时也能预防疾病。传统的健身术如太极拳、易筋经、八段锦,以及一些偏于健身的武术等,即具此特色。形体锻炼的要点有三:一是运动量要适度,要因人而异,做到"形劳而不倦";二是要循序渐进,运动量由小到大;三是要持之以恒,方能收效。

(5) **调摄饮食以养生**:饮食有宜忌,要提倡饮食的定时定量,不可过饥过饱。要注意饮食卫生,不吃不洁、腐败变质的食物或自死、疫死的家畜,防止得肠胃疾病、寄生虫病或食物中毒。要克服饮食偏嗜,如五味要搭配适合,不可偏嗜某味,以防某脏之精气偏盛;食物与药性一样,也有寒温之分,故食性要寒温适宜,或据体质而调配:体质偏热之人,宜食寒凉而忌温热之品,体质偏寒之人则反之;又各种食物含不同的养分,故要调配适宜,不可偏食。正如《素问·脏气法时论》说:"五谷为养,五果为助,五畜为益,五菜为充。气味合而服之,以补益精气。"在注意饮食的同时,还可以进行药膳调养,在中医学理论指导下将食物与中药,以及食物的辅料、调料等相配合,通过加工调制而成的膳食,这种食品具有防治疾病和保健强身的作用。药膳常用的中药如人参、枸杞子、黄芪、黄精、何首乌、桑椹、莲子、百合、薏米、芡实、菊花等,药性多平和,所以可以长期服用,适应面较广。

(6) **针灸、推拿、药物调养以养生**:针灸包括针法和灸法,即通过针刺手法或艾灸的物理热效应及艾绒的药性对穴位的特异刺激作用,通过经络系统的感应传导及调节功能,使人身气血阴阳得到调整而恢复平衡,从而发挥其治疗保健及防病效能。推拿,是通过各种手法,作用于体表的特定部位,以调节机体生理病理状况,达到治疗和保健强身的一种方法。其原理有三:一是纠正解剖位置异常,二是调整体内生物信息,三是改变系统功能。药物调养是长期服食一些对身体有益的药物以扶助正气,平调体内阴阳,从而达到健身防病益寿的目的。其对象多为体质偏差较大或体弱多病者,前者则应根据患者的阴阳气血的偏颇而选用有针对性的药物,后者则以补益脾胃、肝肾为主。药物调养,往往长期服食才能见效。

(7) **避其邪气以防病**:邪气是导致疾病发生的重要条件,故未病先防除了养生以增强正气,提高抗病能力之外,还要注意避免病邪的侵害。《素问·上古天真论》说"虚邪贼风,避之有时",就是说要谨慎躲避外邪的侵害。其中包括顺应四时,防六淫之邪的侵害,如夏日防暑,秋天防燥,冬天防寒等;避疫毒,防疠气之染易;注意环境,防止外伤与虫兽伤;讲卫生,防止环境、水源和食物的污染等。

(8) 服用药物以防病:事先服食某些药物,可提高机体的免疫功能,能有效地防止病邪的侵袭,从而起到预防疾病的作用。这在预防疠气的流行方面尤有意义。对此,古代医家积累了很多成功的经验。《素问·刺法论》有"小金丹……服十粒,无疫干也"的记载。16世纪的人痘接种术预防天花,开人工免疫之先河,为后世的预防接种免疫学的发展做出了极大的贡献。

3. 既病防变

既病防变指的是在疾病发生的初始阶段,应力求做到早期诊断,早期治疗,以防止疾病的发展及传变。在疾病的过程中,由于邪正斗争的消长,疾病的发展,可能会出现由浅入深,由轻到重,由单纯到复杂的发展变化。早期诊治,其原因就在于疾病的初期,病位较浅,病情多轻,正气未衰,病较易治,因而传变较少。《素问·阴阳应象大论》说:"故邪风之至,疾如风雨,故善治者治皮毛,其次治肌肤,其次治筋脉,其次治六腑,其次治五脏。治五脏者,半死半生也。"说明诊治越早,疗效越好,如不及时诊治,病邪就有可能步步深入,使病情愈趋复杂、深重,治疗也就愈加困难了。早期诊治的时机在于要掌握好不同疾病的发生、发展变化过程及其传变的规律,在疾病病初期即能做出正确的诊断,进行及时有效和彻底的治疗。

防止传变是指在掌握疾病的发生发展规律及其传变途径的基础上,早期诊断与治疗以防止疾病的发展,包括阻截病传途径与先安未受邪之地两个方面。

疾病一般都有其一定的传变规律和途径。如伤寒病的六经传变,病初多在肌表的太阳经,病变发展则易他经传变,因此,太阳病阶段就是伤寒病早期诊治的关键,在此阶段正确有效的治疗,是防止伤寒病病势发展的良好措施;又如温病多始于卫分证,因此卫分证阶段就是温病早期诊治的关键。据此可知,邪气侵犯人体后,根据其传变规律,早期诊治,阻截其病传途径,可以防止疾病的深化与恶化。

先安未受邪之地，可以五行的生克乘侮规律、五脏的整体规律、经络相传规律等为指导。如脏腑有病，可由病变性质差异而有及子、犯母、乘、侮等传变。因此，根据不同病变的传变规律，实施预见性治疗，当可控制其病理传变。如《金匮要略·脏腑经络先后病脉证》曰"见肝之病，知肝传脾，当先实脾"，是说临床上在治疗肝病的同时，常配以调理脾胃的药物，使脾气旺盛而不受邪，确可收到良效。又如温热病伤及胃阴时，其病变发展趋势将耗及肾阴，清代医家叶桂据此传变规律提出了"务在先安未受邪之地"的防治原则，主张在甘寒以养胃阴的方药中，加入咸寒滋养肾阴的药物，以防止肾阴的耗损。

人之未病思想是与生俱来的。原始人为了改善居住条件、食物质量，躲避各种灾害，从而"构木为巢""钻燧取火"，进而耕作田猎、造字兴医，这可以说是未病学思想的萌芽。未病思想始终贯穿中医学的全部，是中医理论及临床的重要观念，重视未病观对疾病的诊疗大有裨益，对人类的健康及繁衍有着巨大的意义。

（四）制宜观

制宜观是中医临证的重要观点。俗话说"看菜下饭，量体裁衣"，治病亦需有制宜，古云"欲识病，务先识人"。"人以天地之气生"，人是自然界的产物，自然界天地阴阳之气的运动变化与人体是息息相通的，因此人的生理活动、病理变化必然受到诸如时令气候节律、地域环境等因素的影响。患者的性别、年龄、体质等个体差异，也对疾病的发生、发展与转归产生一定的影响。制宜者有三，即因人制宜、因地制宜、因时制宜。

1. 因人制宜

人以天地之气生，四时之法成，由于先后天因素等的不同，使个体之间存在着很大的差异，表现在禀赋寿夭、生理功能、心理状态、适应能力、生活方式、发病预后等方面的区别，这也是治病要因人而异的根本原因。故而根据患者的年龄、性别、体质等不同特点，来制订适宜的治疗原则，称为"因人制宜"。正如徐大椿《医学源流论》指出"天下有同此一病，而治此则效，治彼则不效，且不惟无效，而及有大害者，何也？则以病同人异也"。个体化的治疗方案是中医的特色，医者应该时刻谨记"不适贫富贵贱之居，坐之薄厚，形之寒温，不适饮食之宜，不别人之勇怯，不知比类，足以自乱，不足以自明，此治之三失也"(《素问·征四失论》)。

（1）年龄对人的生理及病理有较大影响：不同的年龄阶段，人体的气血盛衰不同，发病特点不同，治法上应有所区别。《素问·示从容论》曰"年长则求之于腑，年少则求之于经，年壮则求之于脏"。故而在诊治疾病时应该区分老幼少壮，如小儿生机旺盛，但脏腑娇嫩，气血未充，发病则易寒易热，易虚易实，病情变化较快。因而，治疗小儿疾病，药量宜轻，疗程多宜短，忌用峻剂。青壮年则气血旺盛，脏腑充实，病发则由于邪正相争剧烈而多表现为实证，可侧重于攻邪泻实，药量亦可稍重。而老年人生机减退，气血日衰，脏腑功能衰减，病多表现为虚证，或虚中夹实。因而，多用补虚之法，或攻补兼施，用药量应比青壮年少，中病即止。

（2）性别对人的生理及病理有较大影响：《灵枢·五色》中记载："男子色在于面王，为小腹痛，下为卵痛……女子在于面王，为膀胱、子处之病……"女子以血为先天，以肝为先天，病理上有经、带、胎、产诸疾及乳房、胞宫之病。月经期、妊娠期用药时当慎用或禁用峻下、破血、重坠、开窍、滑利、走窜及有毒药物；带下以祛湿为主；产后诸疾则应考虑是否有恶露不尽或气血亏虚，从而采用适宜的治法。男子以精气为主，以肾为先天，病理上精气易亏而有精室疾患及男性功能障碍等特有病证，如阳痿、阳强、早泄、遗精、滑精及精液异常等，宜在调肾基础上结合具体病机而治。

（3）体质对人的生理及病理有较大影响：章楠在《医门棒喝·人体阴阳体用论》强调："治病之要，首当察人体质之阴阳强弱"。因先天禀赋与后天生活环境的不同，个体体质存在着差异，以五行分类可有阴阳二十五人分类；以阴阳分类可有太阴、少阴、太阳、少阳、阴阳、和平六大类；从秉性勇怯分类，可有勇敢之人、怯懦之人、中庸之人。除此之外，可按体型肥瘦分类法，如肥人、瘦人、肥瘦适中人。《素问·三部九候论》强调"必先度其形之肥瘦，以调其气之虚实，实则泻之，虚则补之""其肥而泽者，血气有余。肥而不泽者，气有余，血不足。瘦而无泽者，气血俱不足。审察其形气有余不足而调之，可以知逆顺矣"(《灵枢·阴阳二十五人》)。这是因为"血气充盈，肤革坚固……此肥人也……瘦人者，皮薄色少……易脱于气，易损于血……"(《灵枢·顺逆肥瘦》)，故而应对肥人和瘦人区分治疗。北京中医药大学王琦教授，率领团队，苦研30余载，得出中国人可分为9种基本体质类型的结论，即平和质、气虚质、阳虚质、阴虚质、痰湿质、湿热质、血瘀质、气郁质和特禀质,并力主"辨体论治",具有非常大的意义,在全国范围颇具影响。

（4）职业因素对人生理及病理的影响也不容忽视:《灵枢·根结》曰:"以此观之,刺布衣者深以留之,刺大人者微以徐之,此皆因气慓悍滑利也。"从事体力劳动和脑力劳动的人,其身体素质也各不相同。少动者,"身体柔脆,肌肉软弱"（《灵枢·根结》）,需要用小针轻刺慢刺。

2. 因地制宜

根据不同的地域环境特点来制订适宜的治疗原则,称为"因地制宜"。不同的地域,地势有高下,气候有寒热湿燥,水土性质各异。故而《素问·异法方宜论》云:"黄帝问曰:医之治病也,一病而治各不同,皆愈何也？岐伯对曰:地势使然也。"

东方生风,南方生热,西方生燥,北方生寒,中央生湿,不同地域的地理气候、物候物产、生活环境等常对人的体质、发病、寿命等产生不同的影响,加之其生活与工作环境、生活习惯与方式各不相同,使其生理活动与病理变化亦不尽相同,因地制宜就是考虑这些差异而实施治疗。正如《素问·异法方宜论》所载:"东方之域,天地之所始生也,鱼盐之地,海滨傍水,其民食鱼而嗜咸……鱼者使人热中,盐者胜血,故其民皆黑色疏理,其病皆为痈疡,其治宜砭石。故砭石者,亦从东方来。西方者,金玉之域……其民陵居而多风,水土刚强,其民不衣而褐荐,其民华食而脂肥……其治宜毒药。故毒药者,亦从西方来。北方者,天地所闭藏之域也……其民乐野处而乳食……其治宜灸焫。故灸焫者,亦从北方来。南方者,天地所长养,阳之所盛处也……其民嗜酸而食胕,故其民皆致理而赤色,其病挛痹,其治宜微针。故九针者,亦从南方来。中央者,其地平以湿,天地所以生万物也众。其民食杂而不劳,故其病多痿厥寒热……故导引按跷者,亦从中央出也。"结合临证来看,我国东南一带,气候温暖潮湿,阳气容易外泄,人们腠理较疏松,易感外邪而致感冒,且一般以风热居多,故常用桑叶、菊花、薄荷一类辛凉解表之剂;即使外感风寒,也少用麻黄、桂枝等温性较大的解表药,而多用荆芥、防风等温性较小的药物,且分量宜轻。而西北地区,气候寒燥,阳气内敛,人们腠理闭塞,若感邪则以风寒居多,以麻黄、桂枝之类辛温解表多见,且分量也较重。

尚有不同地域的人的体质、生活特点、发病等会有不同。《素问·五常政大论》云:"地有高下,气有温凉,高者气寒,下者气热,故适寒凉者胀,之温热者疡,下之则胀已,汗之则疡已,此腠理开闭之常,太少之异耳。"指出了地理有高下的区别,气候有温凉的不同,地理高峻的则气候寒凉,地理低下的则气候温热,所以若至气候寒凉处,易受寒邪而发生胀痛,若至气候温热处,易受热邪而发生疮疡。可见在具体发病倾向上存在着地理差异。也有一些疾病的发生与不同地域的地质水土状况密切相关,如地方性甲状腺肿、大骨节病、克山病等地方性疾病。

另外,人之寿命因地域有不同。《素问·五常政大论》云:"东南方,阳也,阳者其精降于下……西北方,阴也,阴者其精奉于上。""阴精所奉其人寿,阳精所降其人夭"是说西北地高气寒,阴精上奉气不妄泄,其人易长寿;东南地低气热,阳精下降,气常耗散,其人易夭折。从养生学上来看,久居东南方或地势低下地区之人,要重视养护阴精。

3. 因时制宜

人与天地相应也,人之生理与病理跟时令季节有着密切的关系,根据时令气候节律特点,来制订适宜的治疗原则,称为"因时制宜"。因时之"时"一是指自然界的时令气候特点,二是指年、月、日的时间变化规律。《灵枢·岁露论》说:"人与天地相参也,与日月相应也。"因而年月季节、昼夜晨昏时间因素,既可影响自然界不同的气候特点和物候特点,同时对人体的生理活动与病理变化也有一定影响,因此,我们就要注意在不同的天时气候及时间节律条件下的治疗宜忌。从《内经》可窥测种种时间节律,有超年节律(运气学说)、年节律、月节律、日节律等,这些节律的产生均是由天体自身有规律的变化形成的。

五运六气学说是谈及跨年的节律规律,除此,就年节律而言,《素问·诊要经终论》中载"正月二月,天气始方,地气始发,人气在肝。三月四月,天气正方,地气定发,人气在脾。五月六月,天气盛,地气高,人气在头。七月八月,阴气始杀,人气在肺。九月十月,阴气始冰,地气始闭,人气在心。十一月十二月,冰复,地气合,人气在肾",论述了全年的规律。

(1)以季节而言:由于季节间的气候变化幅度大,故对人的生理病理影响也大,如《素问·四时刺逆从论》记载"春气在经脉,夏气在孙络,长夏气在肌肉,秋气在皮肤,冬气在骨髓中"。生活之中,无不受季节影响,如夏季炎热,机体当此阳盛之时,腠理疏松开泄,则易于汗出,即使感受风寒而致病,辛温发散之品亦不宜过用,以免伤津耗气或助热生变。至于寒冬时节,人体阴盛而阳气内敛,腠理致密,同是感受风寒,则辛温发表之剂用之无碍;但此时若病热证,则当慎用寒凉之品,以防损伤阳气。即如《素问·六元正纪大论》所说:"用寒远寒,用凉远凉,用温远温,用热远热,食宜同法",即用寒凉方药及食物时,当避其气候之寒凉;用温热方药及食物时,当避其气候之温热。又如暑多夹湿,故在盛夏多注意清暑化湿;秋天干燥,则宜轻宣润燥等。季节对疾病的发生有着较大影响,《素问·金匮真言论》中载有:"春善病鼽衄,仲夏善病胸胁,长夏善病洞泄寒中,秋善病风疟,冬善病痹厥。"当时间节律和气候的变化失去一致,至而未至或未至而至时,人体也易产生疾病,如《灵枢·岁露论》中指出:"二月丑不风,民多心腹病。三月戌不温,民多寒热;四月巳不暑,民多瘅病。十月申不寒,民多暴死。"

(2)以月令而言:《素问·八正神明论》说:"月始生,则血气始精,卫气始行;月郭满,则血气实,肌肉坚;月郭空,则肌肉减,经络虚,卫气去,形独居。"并据此而提出:"月生无泻,月满无补,月郭空无治,是谓得时而调之"的治疗原则。即提示治疗疾病时须考虑每月的月相盈亏圆缺变化规律,这在针灸及妇科的月经病治疗中较为常用。

(3)以昼夜而言:日夜阴阳之气比例不同,人亦应之,正如《素问·金匮真言论》记载"平旦至日中,天之阳,阳中之阳也;日中至黄昏,天之阳,阳中之阴也;合夜至鸡鸣,天之阴,阴中之阴也;鸡鸣至平旦,天之阴,阴中之阳也。故人亦应之"。因而某些病证,如阴虚的午后潮热,湿温的身热不扬而午后加重,脾肾阳虚之五更泄泻等,也具有日夜的时相特征,亦当考虑在不同的时间实施治疗。针灸中的"子午流注针法"即是根据不同时辰而有取经与取穴的相对特异性,是择时治疗的最好体现。

总之,三因制宜的原则,体现了中医治疗上的制宜观念,又体现了临床辨证论的原则性与灵活性,只有把疾病与天时气候、地域环境、患者个体诸因素等加以全面的考虑,才能使疗效得以提高。

二、中医临证的核心临床思维

中医的生命力在于临床,其核心为临床疗效,临床疗效的前提是中医临床思维。思维就是思考,思考是用来**认识问题、分析问题、解决问题**的,于临床而言,就是运用医学理论,认识患者症状与体征,分析疾病的病因病机,进一步诊断疾病,最终给出治疗方案。所谓**中医临床思维**,是指采用中医药理论体系,收集症状与体征等信息,对所收集信息进行分析、辨别、加工,遴选有用信息,形成疾病诊断证据链,以初步确诊疾病,并根据中医相关理论以制定中医的适宜治疗方案的临床思维。这种思维是理论指导实践的一种模式,是一种**可复制、可传承、可推广**的思维范式。

时下,主流的、经典的中医临床思维是**辨证论治**,根据证素确定病的证型,拟定治疗方法,确立相关的方药,是一种理、法、方、药完备的严谨思维模式。"辨证论治"的思维方式由来已久,早在东汉张仲景就提出"观其脉症,知犯何逆,随证治之"的治病思路,但是明确提出这四个字也就是 20 世纪50 年代,并写入当时的教材,一直延续至今,且得到广泛的认可及追捧,成为中医学的主要特点之一。

那么,**辨证论治确切的内涵是什么,思维步骤又是什么,有没有什么缺陷呢?** 笔者认为,经典的辨证论治中医思维存在三个方面的不足。首先,辨证论治**忽略了疾病的宏观认识**,对疾病失却总体把控,因此衍生出众多的证型,有的疾病甚至达十几个证型,少的也有三四个,如此对初学者来说难于掌握,并且对于疾病的推广认识存在弊端,同时因为重证轻病,造成了"同病异治""异病同治"的现象。其次,**证型的确立缺乏标准化**,证型的命名有些随意,病因、病机、病位、病性多种因素杂糅,没有一个命名标准,同一个疾病可以有多种证型的命名结果,鱼龙混杂,况且受诸多个人因素影响,因为学识不同,语言表达习惯有异,更是让证型复杂多样,如此,对疾病的规律性认识,甚至大数据的经验累积带来阻力。再次,**临床上尚存在一些"隐证"的现象**,随着现代科技的发展,相应的仪器设备的检验、检查得到了飞速的发展,体检也成了一种常规的健康管理方式,很多情况下,患者觉得没有什么不舒适的地方,即没有明确相关的症状和体征,但是某些物理指标、化学指标、影像检查却存在异常,如体重超标、高脂血症、高血糖、肿瘤早期等,这种情况就是无证可辨了。那么这种情况就不用治疗了吗? 答案是否定的,如果不干预,疾病将进一步发展,甚至恶化,这不符合中医学治未病的思想。那么,这种情况要怎么干预呢? 这就需要根据疾病来论治了,现代药理学的研究发现,肥胖、高血压、高脂血症、肿瘤这些疾病均有相对应的药物可以进行干预。

可见,辨证论治的中医临床思维不是万能的,辨证论治有其优势,但也有局限性。那理想的中医临床思维应该是一种什么模式呢？应该有机结合**辨病论治、辨证论治、辨体论治、随症加减**，其中**辨病论治为重点，辨证论治为核心，辨体论治为羽翼，随症加减为变通**。四者不能孤立，应该有机结合，取长补短，不能只有辨证论治，不能独钟辨证论治。

笔者于 2017 年 5 月 10 日在《中国中医药报》发表了"中医辨治六步程式"的文章，即四诊审证→审证求因→求因明机→明机立法→立法组方→组方用药，认为四诊审证是打开病锁之钥，审证求因是寻求病门之枢，求因明机是探究疗病之径，明机立法是确立治疗之圭，立法组方是部署疗疾之阵，组方用药是派遣攻守之兵。此程式回环表述，一环扣一环，丝丝相扣，缺一不可。它还是一个理法方药的思维过程，**但是重在理**，正所谓正本清源，理清则法清。病因弄明白了，病机审清楚了，方法自然就出来了。对四诊信息、病因、病机的重视是对疾病全过程的重视，兼顾了疾病的总体规律、总体病机，能够简化临床思路，突破繁杂的辨证体系瓶颈。**辨证的关键不在于得出一个证型的结论，而在于四诊信息的收集、病因的分析、病机的思索的思维过程**。四诊审证、审证求因、求因明机重在析理，是对疾病的精准认识，既兼顾了疾病的全过程的特点，又兼顾了疾病阶段性的特点。明机立法、立法组方、组方用药重在治疗，理清则药对，在全面收集分析信息的基础上，正确地分析病因，探究病机，得到清晰的、准确的疾病发生过程，自然立法、选方、用药就明晰了，疗效也确切了。

笔者认为，疾病的发生不是无缘无故的，是存在严格因果关系的，或者一因一果，或者多因一果，或者多因多果，笔者归之为"失中和"，倡导"中和辨证、中和组方、中和用药"，被大家称为"中和学派"。笔者认为气血的调畅是中和的基础，于是诸病首先调气血，多数方子中前三位均为参（西洋参、党参、太子参、红参）、芪（生黄芪、炙黄芪）、参（紫丹参），三者共为君药，根据疾病类型酌情选药，调整剂量，并且在此基础上结合体质，随症加减，多年来患者反馈疗效确切，并且汤药口感很好。又对于脾系疾病，或者一些疑难杂病、慢性疾病，笔者多喜欢从中焦论治，多用小建中汤，并化裁出孙氏建中和胃汤，验之于临床，疗效确切。于是笔者对疾病的发生有一个总纲的认识，如此执一而多变，这是一种总纲的思维，这也是一种提纲挈领的思维范式。基于此，在前人的基础上笔者创立了**孙氏扶正祛邪中和汤、孙氏建中和胃汤、孙氏安神定志汤、孙氏益气温中汤、孙氏化痰降逆汤、孙氏清热利肠汤、**

孙氏涤痰镇眩汤、孙氏益肾振阳汤、孙氏益气活血安神汤、孙氏九味清瘟饮、孙氏清带洗剂等经验方。经笔者及门人等多位传承人多次反复验之于临床，疗效可靠。

下面具体谈谈中医辨证论治六大程式。

第一步是**四诊审证**。四诊即望、闻、问、切的四种诊断方法。证之要素即为症，症即症状和体征，是机体发病而表现出来的异常状态，包括患者自身的各种异常感觉与医者所感知的各种异常表现。《医宗金鉴·四诊心法要诀》"望以目察，闻以耳占，问以言审，切以指参，明斯诊道，识病根源"，《难经·六十一难》"望而知之谓之神，闻而知之为之圣，问而知之为之工，切而知谓之巧"，强调了四诊的方法和重要性。四诊一定要合参，不能独钟一种，或夸大、神话某种诊法，只有这样，才能客观地、真实地、全面地将相关的信息收集全面，去伪存真，得到准确的症状。症状如同线索，四诊审证犹如破案，医者如同警察或者法官，只有收集到充足的证据才具有主动权，最后定案，即给出证的结论。

第二步是**审证求因**。疾病的发生不是无缘无故的，这就要求我们探究原因，即病因，它是疾病发生的原因，或叫致病因素。病因大体可以分为三类，早在《金匮要略》就指出："千般疢难，不越三条"，迨至宋《三因极一病证方论》提出了"三因学说"，明确分为内因、外因、不内外因。历代先贤对病因的探究都比较重视，认为任何临床症状和体征的出现，都是在某种病因的影响和作用下发生的，故而根据这些临床表现，可以分析、推求病因，进一步明确发病机制，为治疗用药提供准确的依据，称为**"审证求因"**，或称**"辨证求因"**。

第三步是**求因明机**。机，即机制，对应疾病为疾病发生、发展、变化的机制，称为病机，病之机要、病之机括。早在《素问·至真要大论》就有"谨候气宜，无失病机""谨守病机，各司其属"的论述，并详细分析了"病机十九条"，对后世病机认识的影响深远。病机有大有小，从气血、阴阳而论为总病机，或称基本病机，从脏腑、经络、三焦等而论为分病机，甚至小到一个因素，如痰饮，小到一个症状，如发热。对于疾病的病机一定要认识准确，不求精细，但是一定要宏观把握方向，如咳嗽的病机总体为肺失肃降、泄泻的病机总体为脾虚湿盛。当然，病机的分析，与症的收集、因的探究是分不开的，**症不明，因不清；因不清，机不明**。

第四步是**明机立法**。法,即治法,治疗方法,是在收集四诊信息,明确症状和体征,分清病因,确立病机之后,采取针对性的治疗方法,或称为治疗法则。早在《黄帝内经》中就对法有详细的记载,如"形不足者,温之以气……其在皮者,汗而发之"(《素问·阴阳应象大论》),"寒者热之,热者寒之……薄之劫之,开之发之"(《素问·至真要大论》)。迨至清代医家程钟龄在《医学心悟·医门八法》提出"论病之源,以内伤、外感四字括之。论病之情,则以寒、热、虚、实、表、里、阴、阳八字统之。而论治病之方,则又以汗、和、下、消、吐、清、温、补八法尽之",更是奠定了法的准则。法有大小之分,大者为治疗大法,或治疗原则,笔者的治法总的思路是"**扶正祛邪、补偏救弊**";小的法为具体之法,具体问题具体分析,如气血亏虚,立补益气血之法。法的确立是根据病机而来,故言"**据证立法**",如此才能保证临床疗效。

第五步是**立法组方**。方,即方剂,是根据一定的组方理论,针对疾病病因、病机,将相关药物组合而成的一个整体。方的来源、方的组成不是随随便便的,一定是基于法的,法是方的指导,无法则无方。故常有"**以法组方**""**以法遣方**""**以法类方**""**以法释方**"的说法。方剂可分为"经方""时方""验方""自拟方"。经方,即经典之方,经验之方,经常之方。后世多称张仲景的《伤寒论》《金匮要略》等书中的方剂为经方。时方,与"经方"相对而言,指汉代张仲景以后医家所制的方剂,以唐宋时期创制使用的方剂为主。验方,亦称之为效方、专方、单方等。自拟方,即根据自己的经验,针对某种或某些病证,采用严谨的组方模式,精选药物所组成的方剂。诸方之中,笔者化用经方,变用时方,配用验方,多用自拟方,熔诸类方剂于治疗一炉。然笔者之用方,绝无机械套用,多为经方化裁,后体悟出"**三联组方**""**三联药组**"之组方模式,遂多为自拟方。经方、时方、验方、自拟方,不能说孰优孰劣,而是要灵活选用,联动化裁,相互补充,相互为用,共为临床所用,提高临床疗效。笔者组方的总体原则为中和思想,故有人称为"**中和组方**"。另外需要强调一点,方一定是活的,不同于某味药、某类药,方是根据法而来的,因此,笔者常说"**心中有大法,笔下无死方**"。

第六步是**组方用药**。笔者总的用药原则为"**清平轻灵**",指导思想为"中和思想"。笔者在临床上常用"**三联药组**",所谓"三联药组",即三味药物在中医基础理论指导下,以辨证论治为前提,按照中药四气五味、归经、七情配伍、功效等进行有机组合,或产生协同作用,或产生制约作用,旨在扩大并加强其主治范围,消减其不良反应。有学者称之为"角药",三药联合使用,系统配伍,呈三足鼎立之态势,互为犄角,积极稳定。如生晒参、生黄芪、紫丹参联用。另外笔者也喜欢使用两味药物进行加减,又称"二联药组",或称之为"药对",时人称之为"对药"。如川杜仲、川牛膝联用。

下面通过笔者在伺诊过程中的一个真实例子来阐释一下六大程式的操作。

2009年12月4日孙某案。

通过望诊获悉患者性别为男,形体胖瘦匀称,神情略焦躁,动作敏捷,舌红苔少。

通过闻诊获悉患者无特殊异常。

通过问诊获悉患者精神紧张不安,担忧,多梦,时常失眠,性急易怒,自汗,头痛如戴帽,发晕,饮食尚可,大便偏干,小便时黄。患者为商人,离异,育有1女,应酬较多,家庭条件尚好。

通过切诊患者获悉脉沉小。如此四诊审症结束。

根据症状和体征可推病因和病机。患者经常应酬,平时工作繁杂,劳心耗神,加之离异等因素,失却家庭平和,耗伤了气血,尤其耗伤了心血和心神。心为君主之官,主神,心血受损,故心神不安,心不安则身不安。肝为刚脏,将军之官,在志为怒,患者素性急好动,耗伤肝阴,肝阴不足,失却养护,故而性急而怒,时而紧张;肝阴不足,肝阳时上亢,故头痛、头晕。因此,得出该患者病因为劳累、情志因素所致,病为**郁病**,证为**心肝阴虚证**。如此审证**求因**、求因**明机结束**。

上诉三个环节为分析的重点,是关键环节,必须连贯,缺一不可。尤其是对症状及体征的收集,要遴选甄别,对病因病机的分析要有理有据。如此环节,基本上包含在内。据证立法,得出养心柔肝、安神定志的治疗方法。

处方用药如下:生晒参10g,生北芪10g,紫丹参10g,制首乌15g,明天麻12g,灵磁石10g,云茯神15g,炒枣仁15g,生龙齿15g,浮小麦15g,西藁本10g,粉葛根10g,广郁金10g,合欢皮10g,生甘草5g。7剂。水煎服,日1剂,日2次。并嘱咐其调节情志,调节生活节奏。

如此明机立法、立法组方、组方用药环节结束。这些环节是一气呵成的,不需要过多犹豫,只是在用药方面可以随症加减。

患者于2009年12月11日二诊。服前方后诸证减轻,仍偶有胸紧。舌红苔少,脉沉小。处方:生晒参 10g,生北芪 10g,紫丹参 10g,制首乌 15g,明天麻 12g,广郁金 10g,瓜蒌皮 10g,灵磁石 10g,西藁本 10g,粉葛根 10g,云茯神 15g,炒枣仁 15g,生龙齿 15g,合欢皮 10g,炙远志 6g,石菖蒲 6g,生甘草 5g。7 剂。水煎服,日 1 剂,日 2 次。

药后诸症缓解,工作顺利,心情愉悦。

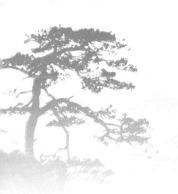

脉证的依据及脉证辨识的方法

——四诊合参与脉证辨识的要点

脉为手桡动脉搏动之外象,又称**脉象**,脉象是手指感觉脉搏跳动的形象,或称为脉动应指的形象。人体的血脉贯通全身,内连脏腑,外达肌表,运行气血,周流不休,所以,**脉象能够反映全身脏腑功能、气血、阴阳的综合信息**。脉象的产生,与心脏的搏动、心气的盛衰、脉管的通利和气血的盈亏及各脏腑的协调作用直接有关。证是在中医学理论的指导下,通过四诊合参,对患者的各种临床资料进行分析、综合,从而对疾病当前的病位与病性等本质做出判断,得出疾病过程中所处当前阶段的病位、病因、病性及病势的结论概况。**脉证**为中医学的一个专有名词,它是脉象与证候的结合体。临床通常主张脉证合参,即在辨证过程中,把脉象和证候互相参照,推断病情的方法。一般来说,脉证一致为顺,相反为逆。例如阳热证见浮数脉,虚弱证见细弱脉,属于顺证。若阳热证见沉细脉,虚弱证见洪大脉,为脉证相逆,说明表里正邪错综复杂,病情较重,属于逆证。在这种情况下,必须辨别疾病的本质,以确定脉证的从舍。

望、闻、问、切为中医诊病的四种重要手段,曰之四诊,经言"望而知之谓之神,闻而知之谓之圣,问而知之谓之工,切而知之谓之巧",四诊从不同角度来收集病情资料,从而作为辨证的依据。一般而言,临证中四诊合参才不至于遗漏病情信息,而脉诊作为中医特有的一种诊法,在四诊中占有着特殊的地位。

四诊所收集到的资料称为症状或者体征,两者合称为症。在辨证时我们发现,脉象和其他症的关系有一致和不一致两种情况,分别称为**脉症相应**和**脉症不应**(下一讲或详细论述)。脉症相应是常,脉症不应是变,但由于临床病情复杂多变,脉症不应的情况也常常出现。因此在诊病时要注意舍脉从症或者舍症从脉,两种从舍都要遵循脉症合参。此外,中医所述之证,乃为脉象和症的综合判定。有时脉和证的本质并不同,这是在辨证过程中舍脉从症或者舍症从脉造成的。如《伤寒论》所述"辨太阳病脉证并治""观其脉证,知犯何逆,随证治之",《中藏经》中"论某脏虚实寒热生死逆顺脉证之法",都是将脉和证放在同等的地位上,可见华佗、仲景是提倡脉证合参的,与我们所讲的脉症合参本质相同。

脉和证之间是有密切关系的,或者从某种角度而言,脉对证有一定的指导意义。 脉象能传递机体各部分的生理病理信息,是窥视体内功能变化的窗口,可为诊断病证提供重要依据。

中医的两大特色是整体观和辨证论治,而脉和证正好分别体现了这两大特色。整体观认为人体是一个有机的整体,脉象的虚实顺逆都是邪正和气血的外在表现,通过诊脉可以了解病位的表里和深浅,以及气血的虚实、阴阳的盛衰、脏腑功能的强弱、邪正力量的消长,为治疗指出方向。《灵枢·脉度》载:"阴脉荣其脏,阳脉荣其腑……其流溢之气,内溉脏腑,外濡腠理。"《素问·脉要精微论》云:"四变之动,脉与之上下。"可见,各种生命现象,都通过脉象的动态变化及时地反映出来。脉象的盛、衰、正、乖,都是气血、邪正的外在表现。《素问·脉要精微论》有云:"善诊者察色按脉,先别阴阳""微妙在脉,不可不察,察之有纪,从阴阳始。"**故而脉象为辨证论治提供指导,脉与证的关系大体可以从如下四个方面进行联系。**

1. 用脉来辨别病证的部位

病证的部位就是指机体发生疾病时,病邪在表或在里,或侵犯机体的何脏何腑等。五脏六腑之气血,无不通于心脉。因此,当脏腑生理功能发生病理改变时,便会影响气血的正常运行而在脉象上反映出来。如浮脉多主表证,沉脉多为里证。寸口部的寸、关、尺三部,**在左分属心、肝胆、肾,在右分属肺、脾胃、肾**,若某部脉象发生特异变化,则应考虑其相应脏腑发生病变的可能,如两手尺部脉见微弱,多为肾气虚衰;右关部见弱脉多为脾胃气虚;右寸部见洪脉多为心火上炎或上焦实热等。

"心主身之血脉""诸血者,皆属于心",脉与心息息相关,脉搏是心功能的具体表现,故诊察脉象尤可帮助诊断心的病证。如促、结、代三脉多见于心血、心阴不足或心气亏虚、心阳不振的患者。又如随着医疗技术的不断发展,在大量的临床实践中证实,真脏脉中的大部分是心律失常的脉象,而其中绝大部分又是由心脏器质性病变造成的。

2. 用脉来判断病证的性质

病证的性质就是指病证属寒或属热,以及痰饮瘀滞等。《素问·脉要精微论》说"长则气治,短则气病,数则烦心,大则病进,上盛则气高,下盛则气胀,代则气衰,细则气少,涩则心痛……",说明**各种脉象都能在一定程度上反映证候的病理特点**。如寒与热均可改变气血在体内运行的速率,常反映出不同的脉象,故可从不同的脉象上判断病变的性质。数脉、洪脉、滑脉、长脉等,多见于热证,有力为实热,无力为虚热;迟脉、紧脉等,多见于寒证,有力为实寒,无力为虚寒。

3. 用脉来分辨病证的邪正盛衰

疾病过程中邪正双方的盛衰,必然影响脉象的变化,故诊察脉象可以分辨疾病过程中的邪正盛衰。如见虚、细、弱、微、短、革、代等无力脉象,多为气血不足、精亏、阳气衰微所致之虚证;若见实、洪、滑、弦、紧、长等有力脉象,则多为邪气亢盛,正气不衰,正邪交争剧烈所致之实证。

4. 用脉来推断病证的进退

通过诊脉能及时反馈病变的信息,可以判断病情的轻重,推测预后的凶吉,观察疗效的好坏。

观察脉象推断疾病的进退和预后,必须结合症状,脉症合参;并要注意对脉象的动态观察。如外感病脉象由浮转沉,表示病邪由表入里;由沉转浮为病邪由里出表。久病而脉象和缓,或脉力逐渐增强,是胃气渐复,病退向愈之兆;久病气虚或失血、泄泻而脉象虚大,则多属邪盛正衰,病情加重的征兆。热病脉象多滑数,若汗出热退而脉转缓和为病退;若大汗后热退身凉而脉反促急、烦躁者为病进,并有亡阳虚脱的可能。正如《景岳全书·脉神章·胃气解》所说:"若欲察病之进退吉凶者,但当以胃气为主,察之之法,如今日尚和缓,明日更弦急,知邪气之愈进,邪愈进则病愈甚矣。今日甚弦急,明日稍和缓,知胃气之渐至,胃气至则病渐轻矣。即如顷刻之间,初急后缓者,胃气之来也;初缓后急者,胃气之去也。此察邪正进退之法也。"所以缺乏和缓从容之势的脉象,是预后凶险的征兆。

由此,我们可以知道,脉与证之间关系密切。因此,脉证的辨识非常重要。

我们将望诊、闻诊、问诊所得到的症状和体征进行综合分析，抽象概括为某证，这个证和脉所体现的阴阳、寒热、虚实、顺逆并非时时都是一致的。若脉和证一致，叫做脉证相应，病机比较单纯的疾病一般表现为脉证相应，如外感风寒，一般表现为浮紧脉；外感风热，一般表现为浮数脉。肝郁气滞脉象多弦，肝胆湿热脉象多弦滑而数，阴虚内热脉象多细数。若脉和证不一致，叫做脉证不应，体现了病机的复杂性，如寒热错杂、寒热真假和虚实真假。

临床可见上身发热汗出，口渴心烦，同时又有小腹冷痛、腰腿怕冷的患者，脉见缓象，与上身的热象似有矛盾，此人病机为上热下寒，应该清上温下予以治疗。患者自觉发热，欲脱衣揭被，触诊胸腹无灼热，面色浮红如妆而非满面通红，咽痛，口渴，便秘，疲乏无力，下肢厥冷，咽痛而不红肿，口渴但不欲饮，便秘而便质不燥，或下利清谷，小便清长，神志躁扰不宁，舌淡苔白，脉浮大或数。该证属于真寒假热证，是由于阳气虚衰，阴寒内盛，逼迫虚阳浮越于上、格越于外，故有脉浮大或数等颇似阳热的假象。但其本质为阳气虚衰，肢体失其温煦，水液不得输布、气化，故可见一系列里虚寒的证候。此证也存在脉证不应之处。以此类推，真热假寒证中也有脉证不应的存在。

患者症见腹部胀满，呼吸喘促，二便闭涩，兼有神疲乏力，面色萎黄或淡白，舌淡嫩，脉虚而数。同时见腹虽胀满而时有缓解，或触诊腹内无肿块而喜按；虽喘促但气短息弱；虽大便闭塞而腹部不甚硬满；虽小便不利而无舌红口渴等症。《顾氏医镜》云："心下痞痛，按之则止，色悴声短，脉来无力，虚也；甚则胀极而不得食，气不舒，便不利，是至虚有盛候。"该病本质属虚，是由于脏腑虚衰，气血不足，阳气亏虚失于温运和气化引起的，同时又因气机不畅、腑气不通、肾关开合不利、水液失于运化等病机，而出现腹胀喘满和二便闭涩。故属于真虚假实证。虚脉和假实之间，亦体现了脉证不应，但此处脉与证是相应的。

故而，临床强调脉症合参，要仔细谨慎，充分权衡，进行适当的取舍。即舍脉从症与舍症从脉。当脉症不一致时就要舍脉从症或舍症从脉。脉症从舍理论形成于明代，首见于张介宾的《景岳全书·从舍辨》，文曰"治病之法，有当舍症从脉，有当舍脉从症，凡脉症不相合者，必有一真一假隐乎其中矣"。另有李中梓、陶节庵等医家亦持类似观点，认为在治疗疾病时，若脉与不一致，必有一真一假，症真脉假时当舍脉从症，当脉真症假时当舍症从脉，这就是脉症从舍理论。

但脉与证皆为客观外象,不能随意舍弃,诚如《景岳全书·脉神章》中说"虽口脉有真假,而实由人见之不真耳,脉亦何从假哉?"故脉和证都是疾病本质的真实外在表现,有其深层的病因,不能因为脉证不一致就妄加舍弃,而且,脉证不应的地方更应该是我们多加留意的地方,这些地方往往能反映疾病的本质。

故而,辨证断脉要谨慎,要先辨证再舍弃,先合参再从舍。当脉证不应时,应当先辨别疾病的本质,整体辨证之后再有所从舍。辨证时应四诊合参,而不能偏信某个方面的症状或脉象,这样才能做到尽可能与疾病的本质相接近。

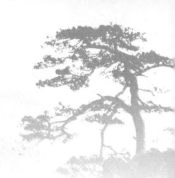

第九讲

脉证的取舍与辨病、辨证的关系

——脉证合一、舍证从脉、舍脉从证

　　脉象的内容繁多,大体可从位、数、形、势四个方面加以分析归纳。脉象的意义重大,与证候有着密切关系。《中藏经》在四诊中最重诊脉,通过脉诊进行脏腑生理功能的判断,并以脉来推断脏腑的虚实、寒热、生死、逆顺。《中藏经》专门设立的"脉要论第十"篇,对脉象的基本生理功能进行了论述,认为:脉为气血之先。气血盛则脉盛,气血衰则脉衰,气血热则脉数,气血寒则脉迟,气血微则脉弱,气血平则脉缓。又长人脉长,短人脉短,性急则脉急,性缓则脉缓。反此者为逆,顺此者为从。

　　在脉象的基本生理功能外,《中藏经》还注意到脉象随季节的改变,在脏腑辨证篇中提到脏腑与节气的相应,如"论肝脏虚实寒热生死逆顺脉证之法第二十二"中,有"肝者,与胆为表里,足厥阴少阳是其经也。王于春,春乃万物之始生。其气嫩而软,虚而宽,故其脉弦。软不可发汗,弱则不可下。弦长曰平,反此曰病。"

　　在脉诊中注意既明其"常",又知其"变",为辨证提供依据。并通过寸口部位寸关尺脉象的分析,断其病位,辨其病机。《中藏经》第二十一篇到第三十二篇为脏腑辨证纲要部分,第三十三篇到四十七篇为杂病辨治部分,在这两部分中,《中藏经》以脉诊为主要的判断依据,来进行虚实、寒热、生死、逆顺的判断。如第二十七篇载:"胃脉搏坚而长,其色黄赤者,当病折腰。其脉软而散者,病食痹。右关上脉浮而大者,虚也;浮而短涩者,实也;浮而微滑者,亦实也;浮而迟者,寒也,浮而数者,热也。虚实寒热生死之法,察而端谨,则成神妙也。"明"常"知"变"的内容,如:"又心病狂言,汗出如珠,身厥冷;其脉当浮而大,反沉濡而滑……"。

可见，**脉诊对病证的判别有一定的影响，亦正如上一讲所论述**。然，从某种角度而言，脉为症的重要元素，症为证候的重要组成要素，脉与证属于一种从属关系，其并不能与证为同一层面，只是其临证意义重大，故而统称为脉证，故而《素问·脉要精微论》云："切脉动静而视精明察五色，观五脏有余不足，六腑强弱，形之盛衰，以此参伍，决死生之分。"言及脉诊的重要意义。

脉与证的关系有两种情况，一种为脉证统一，或称为脉证合一；一种为脉证不符，或称脉证不应，脉证不一。

脉证合一，即疾病反映于脉象的变化，叫病理脉象，简称"病脉"与疾病的机制及临床表象相一致，用中医理论解释合情合理，亦即浮、沉、迟、数、洪、细、虚、实、滑、涩、弦、紧、结、代、促、长、短、缓、濡、弱、微、散、芤、伏、牢、革、动、疾等脉象的临床意义，此处不再赘述。

脉证不一，即脉象不能代表相关的病理意义，或者脉证意义相反。脉证不一的现象，早在《内经》便有发现，如《素问·评热病论》云："汗出而脉尚躁者死。今脉不与汗相应，此不胜其病也。"又在《素问·至真要大论》言："脉从而病反者，其诊何如？曰，脉至而从，按之不鼓，诸阳皆然。曰，诸阴之反，其脉何如？曰，脉至而从，按之鼓甚而盛也。"迨至明代张介宾正式提出"脉症从舍"，他在《景岳全书》中专门列出"从舍辨"一节，谓："治病之法，有当舍症从脉，有当舍脉从症，凡脉症不相合者，必有一真一假隐乎其中矣。"此外，明代医家陶节庵在《伤寒六书·家秘的本》中也提倡脉症从舍："大抵病人表里虚实不同，邪之传变有异……有症变者，或有脉变者，或有取症不取脉者，或有取脉不取症者。"其他医家如李中梓、吴鹤皋等都在其所著医书中提及脉症从舍的问题，其基本观点也大致相同，即：脉与症不相应时，必有一真一假，当症真脉假时，应该舍脉从症，当脉真症假时，应该舍症从脉。后世诸多医家皆沿袭其说。

为何有脉证不统一呢？试分析如下。

1. 脉有常与变的存在

阳证见阳脉为其常也，而阳证见阴脉为其变也，乃阳极似阴也。例如阳热亢极，反见沉、迟、涩、小、细等阴脉，此为火热闭伏气机、气血不得畅达而出现的阴脉，正说明火热之甚。阴证见阴脉为其常也，而阴证见阳脉为其变也，系阴极似阳也，此乃阴寒内盛，格阳于外，反见浮、大、洪、数之阳脉，正说明阴盛之极。另有表证见沉脉者,乃伤寒初起,寒邪外束,经脉不通,气血不畅,出现沉紧之脉。又如温病初起,温邪上受,首先犯肺,肺气郁遏,气机不畅,气血不能外达以鼓荡血脉,反见沉数之脉,恰恰反映了温病的本质是郁热。里证见浮脉者,可因里热外淫,或里虚真气浮越于外而脉浮。热证见迟脉者,乃热闭气机,气血不得畅达,脉反见沉、迟、涩、小。寒证见数脉者,因寒邪搏击气血,脉紧而数;或因寒郁久化热,而见脉数;或因阴寒内盛,格阳于外而见脉浮大而数。实证见虚脉者,乃邪阻气机,血脉不畅,脉见细、迟、短、涩。虚证见实脉者,乃真气外泄,胃气衰竭,经脉失柔,反见强劲搏指之实脉。此等情况皆其病机使然,却常被少数医家认为是脉证有真有假。

2. 疾病有新旧之分

患者本有旧疾,又添新病,如阳气亏虚的患者外感风寒后出现恶寒发热、鼻塞、流涕、头身疼痛,而脉见沉迟无力。其恶寒发热、鼻塞、流涕、头身疼痛反映的是风寒袭表的病机,是新感疾病的临床表现,而脉象则是原有疾病的表现,治疗时更应综合考虑新病与旧病,做到祛邪不伤正,扶正不留邪。

3. 疾病有主次标本兼夹

疾病大多错综复杂,通常为几个病或几个证同时存在,互相影响,所以可能出现脉象是一种病或证的表现,而症状又为其他病或证的表现。例如有寒热错杂时可能脉为寒象,症为热象;有虚实夹杂时,可能脉为虚象,症为实象;有表里同病时,可能脉反映表证,而症体现里证。脉症可分别或反映其本,或反映其标。

4. 病有发展传变

疾病总是处在发生、发展的变化之中。一些新病发病急骤,症虽出现,而脉气未应;或病属轻浅,气血未乱,脉尚未变。也有一些久病,气血内伤,脉象变化显著,却症状不显,如某些心脏病患者,虽无胸闷、心悸、心痛、气短等症状,但脉象却已出现明显异常。又病有传变,如在六经病证的传变中,有时一经未罢又传他经,则出现脉已变而症未变,或症已变而脉未变的情况。

5. 特殊生理变异和情绪饮食影响

一些先天因素可导致脉象终身细小或终身洪大,当患病而致气血脏腑功能异常时,其脉象变化不明显。如虽症见壮热烦渴,寸口脉象素来沉细者,不应误认为阳气遏郁而予温通宣发之剂,而当先询问病史以作决断,或诊跌阳、人迎脉佐诊。此外,就诊时还有其他因素的影响,如心情紧张、激动,或劳累、饥饱、月经等,也会干扰病脉的表现。再则如反关脉、斜飞脉等生理性变异,或其他原因导致脉道畸形者,脉象也有所差异。

6. 收集脉证资料时的差错

如问诊由于缺乏技巧、主次不清或使用专业术语,使患者无所适从;或者应用诱导性、暗示性语言,均会影响问诊的可信度。又如望诊时有色光源的干扰,脉诊时患者尚未平静,或边交谈边诊脉,或诊脉基本功不扎实,均可能导致望诊、脉诊失误。此外,患者感觉的灵敏度、耐受能力、文化素质、表达能力、逻辑思维能力、就诊动机、对医生的信任度等的差异,也将直接影响所提供的病情资料的准确性。

故而,脉证可以出现不统一。如果,临床出现这种情况,我们怎么来处理呢?

首先,要重新进行辨证及断脉,症有真假,脉亦有真假,我们应该牢牢扣住中医理论,仔细辨析,脉象一般以浮为主表,沉为在里,数多热,迟多寒,弦大为实,细微为虚。但这些表、里、寒、热、虚、实之间,又有真假疑似,须要注意。如《景岳全书·脉神章·真辨》说:"浮虽属表,而凡阴虚血少,中气亏损者,必浮而无力,是浮不可以概言表;沉虽属里,而凡外邪初感之深者,寒束皮毛,脉不能达,其必沉紧,是沉不可以概言里。数为热,而真热者未必数,凡虚损之证,阴阳俱困,气血张皇,虚甚者数必甚,是数不可以概言热;迟虽为寒,凡伤寒初退,余热未清,脉多迟滑,是迟不可以概言寒。"

其次,临证时我们一定要注意脉症合参。据脉辨证是中医学的重要方法,但事实上中医治病也不单靠诊脉,而是望、闻、问、切四诊合参的。诊脉不过是切诊中的一个主要手段。不能以一诊代表四诊,故有四者俱备,才能见病知源。

再者,我们可以对脉证进行取舍,即舍证从脉和舍脉从证。临证当根据疾病的本质决定从舍。如自觉烦热,而脉见微弱者,必属虚火;腹虽胀满,而脉微弱者,则是脾胃虚弱之故。胸腹不灼,而见脉大者,必非火邪;本无胀满疼痛,而脉见弦强者,并非实证。脉有从舍,说明脉象只是疾病表现的一个方面,因而要四诊合参,才能全面认识疾病的本质。

第四篇

方药合一是中医施治的重要法宝

第十讲

扶正祛邪、补偏救弊是中医论治的总法则

——论治的关键是确立治则治法

辨证论治是中医的灵魂。中医临床疗效的保证需得辨证精准，论治准确。笔者在临床辨证中注重20个辨证元素，重视时令、形神、脉象、舌象、病史、排泄物的诊察，兼顾实验室检查参数，注重四诊合参，必要时舍脉从证或舍证从脉。临证之难，在于辨证之准。笔者将临证过程分为四个阶段，即见病、识病、断病、治病。见病阶段，要在第一时间获取对患者的第一印象，对患者有一个整体的把握，此阶段看似一两秒钟就完成，但实则需要平素的积淀，读书越多，临证越多，思索越多，见病就越到位。识病阶段，就是一个临证思辨过程，需要扎实的理论功底。断病阶段，就是对所面临的病证下结论。治病阶段，就是论治过程，也就是确立治则治法和组方用药。本讲的内容主要谈及治则治法。

何谓治则？何谓治法？二者有何区别呢？学者对此尚存有异议，相关文献的表述亦不同，所包含的内容多有别，至今仍无统一标准，然其总体框架是一致的，大体方向是相同的，其精髓均是肇源于《内经》与《难经》。治则与治法多统称，有时二者混为一体，或说治则，或说治法，如安神定志汤具有疏肝健脾、安神定志、调理阴阳之功，说其治则为疏肝健脾、安神定志、调理阴阳，又可言及其治法为疏肝健脾、安神定志、调理阴阳，尚可统称其治则治法为疏肝健脾、安神定志、调理阴阳。

然而，严格说来，治则和治法是两个含义不尽相同的概念。治则，又称治疗原则、治疗法则，是治疗疾病时所必须遵守的基本原则。它是在中医整体观念和辨证论治精神指导下制定的保持和恢复健康、预防治疗疾病的准绳，对临床处方、用药、针灸等具体治疗方法具有普遍的指导意义。

治法,即治疗方法,是在一定治则指导下制订的针对疾病与证候的具体治疗大法及治疗方法。其内容包括两个方面:一指治疗手段,如药物、针灸、推拿、气功、手术、心理、音乐、饮食、五色等各种治疗疾病的手段;二指具体方法,即在不同治疗手段下的具体方法,如药物治疗手段下的"解表法、涌吐法、泻下法、清热法、祛湿法、祛痰法、开窍法、温里法、固涩法、润燥法、理血法、理气法、和解法",以及针灸治疗手段的"烧山火、透天凉、阳中之阴、阴中之阳、子午捣臼、进气之诀、抽添之诀"八法等。

治则与治法既有联系又有区别,治则与治法均是为指导疾病的治疗所确立的原则或方法,为辨证与论治的桥梁环节。然而,二者又是有区别的,简而言之,治则范围更加宽泛,治则可以指导立法,治则下面可以分设立法,如调理阴阳为一大治则,在调理阴阳下可分设补阴、补阳、阴阳双补、阴中求阳、阳中求阴等具体方法;概而言之,治则是治疗疾病时指导治法的总原则,具有原则性和普遍性意义;治法是从属于一定治则的具体治疗大法、治疗方法及治疗措施,具有较强的针对性及可操作性,较为具体而灵活。治则与治法的运用,体现出了原则性与灵活性的结合。由于治则统摄具体的治法,而多种治法都从属于一定的治则,因此,治疗上就可执简驭繁,既有高度的原则性,又有具体的可操作性与灵活性。

确定治则,明确立法,为辨证论治中的关键中间环节,辨证精准方能确定正确的治则治法,只有这样论治才能准确,处方用药才能恰当,这是获取良好疗效的关键和前提。治则指导治法,二者是具有层次性的,治则属于高层次的,治法属于低层次的。然而,在治则中又有层次可分,在治法中亦有层次可分。在治则中可分治疗总则(第一层次),如未病先防,既病防变;治疗通则(第二层次),如补其不足、泻其有余;治疗常则(第三层次),如同病异治、异病同治、标本治则;具体治则(第四层次),如寒者热之,热者寒之。在治法中可分为治疗手段(第一层次),如药治、针灸、按摩、导引、熏洗等;治疗通法(第二层次),如攻法、补法、和法、汗法等;治疗常法(第三层次),如理血法、理气法;具体治法(第四层次),如止血法、活血法、行气法、降气法。尚有学者将治法分为治疗大法、治疗方法、治疗措施等,其意大同小异,关键是将其中的方法梳理清楚,只有思路清晰了,才可能正确选用方药。

如此说来,治则与治法当中大有文章,其内涵丰富,外延较广泛,为辨证论治中承上启下的中间环节。多年来,笔者一直在思索能否将治则与治法统于一体,结合对经典的体悟及临证摸索,略有心得,总而言之,百般治则,无非一也,即扶正祛邪、补偏救弊。

首先来看扶正祛邪,那么何为正? 何为邪? 正,即正气,为机体内维系健康、抵御外邪、防治疾病的气,亦可等同于西医的免疫力,《内经》云"正气存内,邪不可干;邪之所凑,其气必虚",又曰"精气夺则虚",精气者,正气也,此皆可以归纳为虚证。虚证者,正气不足也,是以正气虚损为矛盾主要方面的一种病理反映,亦即机体的正气虚弱,防御能力和调节能力低下,对于致病邪气的斗争无力,而邪气已退或不明显,故难以出现邪正斗争剧烈的病理反映,临床上表现出一系列虚弱、衰退和不足的证候,如神疲体倦、面色无华、气短、自汗、盗汗,或五心烦热,或畏寒肢冷、脉虚无力等。虚证者多因先天素体虚弱,精气不充,或后天病久,耗伤精气血津液等,亦可因暴病吐利、大汗、亡血等使正气随津血而脱失,以致正气虚弱,或阴阳偏衰。

虚弱者,需要补其虚,即扶正,扶助正气,增强体质,提高机体的抗邪及康复能力。它是一切法则中之基本法则,适用于各种虚证,正所谓"虚则补之"。据此,可设立益气、养血、滋阴、温阳、填精、增髓及补养各脏的精气阴阳等治法,尚可选择不同的治疗手段进行补养,如针灸、推拿、气功、食疗、形体锻炼等。

邪气,概而言之,为**机体的一切致病因素**。邪气盛,是指以邪气亢盛为矛盾主要方面的一种病理状态。邪气致病可分两种情况,**一种是邪气、正气均盛,**即邪气的致病力强盛,而正气的抗病能力未衰,能积极与邪抗争,故正邪相搏,斗争激烈,反应明显,临床上出现一系列病理性反映比较剧烈的、有余的证候,如壮热、狂躁、声高气粗、腹痛拒按、二便不通、脉实有力、舌苔厚腻等,称之为实证。正如《内经》所云"邪气盛则实",其最终还是以邪气为矛盾的主要方面。**另一种是邪气盛而正气虚弱导致的病证,即所谓邪盛正衰。**其可因疾病失治、误治,以致病邪久留,损伤人体正气;或因虚体受邪,正气无力驱邪外出;或本已正虚,又兼内生水湿、痰饮、瘀血等病理产物凝结阻滞而形成虚实错杂,其可分为虚中夹实和实中夹虚两种情况。**虚中夹实**是指病理变化以正虚为主,又兼有实邪为患的病理状态,例如临床可见脾虚湿滞证,由于脾气不足,运化无权,而致湿邪内生,阻滞中焦,表现既有属脾气虚弱的神疲肢倦、不思饮食、食后腹胀、大便不实等症状,又兼见属湿滞病变的口黏、脘痞、舌苔厚腻等表现。实中夹虚指病理变化以邪实为主,又兼有正气虚损的病理状态。例如临床可见邪热炽盛、阴气受伤的病证，表现既有高热气粗、心烦不安、面红目赤、尿赤便秘、苔黄脉数等实热见症，又兼见口渴引饮、气短心悸、舌燥少津等阴气不足症。

邪盛者，需泻之，泻之即祛邪，祛除邪气，消解病邪的侵袭和损害、抑制亢奋有余的病理反应。它是一切法则中之基本法则，适用于各种实证，正所谓"实则泻之"。据此，可设立发汗、涌吐、攻下、消导、化痰、活血、散寒、清热、祛湿等治法，同样亦可采用针灸、推拿、气功、食疗、形体锻炼等治疗手段进行祛邪。需要指出，不只是实证采用祛邪法，凡是疾病中有邪气盛者，均可以采用祛邪法，只是要根据个体情况，具体问题具体分析，是否邪中夹虚，虚有几分，邪有几分，以何为主导，此需医者精准辨析，细心处理，此亦为一难点，医之高下多处于此矣。

扶正者，补也；祛邪者，泻也。凡此二者，对病因的祛除多有涉及，更有"补偏救弊"之总则加以补充，诸般病因无所不包。偏也者，偏倚也，亦即失和；弊也者，弊端也，瑕疵也，亦即失和。补偏救弊，就是对一切"失和"的因素进行调和，最后达到"平和"而致"中和"，此为中医治则的最高总则。

逆者正治，正如"寒者热之""热者寒之"，调其偏而致"中和"；从者反治，正如"热因热用""寒因寒用""塞因塞用""通因通用"，调其弊而致"中和"。阴阳偏盛者，泻其阳盛、损其阴盛而致"中和"；阴阳不足者，补其阴阳，阴中求阳、阳中求阴而致"平和"。精气血津液异常者，亦通过"补偏救弊"而致"中和"。万法之有，莫不统一于中，笔者言治则，皆以此统一概括。

其实西医也是讲治则的，或者说是治疗原则，比如肺结核的治疗原则为"早期、联合、适量、规律和全程"。但是中医的治则的意义不同于西医的治疗原则，西医的治疗原则是纲领性的、指导性的或建议性的，是可以或缺的，没有这个治疗原则，照样可以用化疗药物进行治疗，只是兼顾其中的注意事项即可。中医的治则是辨证论治中的重要一环，是不可或缺的，没有这个治则的指导，就犹如盲人摸象，大海中的航程没有了罗盘，用药处方自然难对病症，疗效当然会大打折扣。可见，于中医而言，治则是非常重要的，笔者遂将治则言简意赅地统一概括为"扶正祛邪，补偏救弊"，也较容易被医者接受，一切疾病的调治方法均可遵此原则。

至于治法，那是开放性的，一切围绕"扶正祛邪，补偏救弊"而制定。在治疗方法方面，可以多种多样，例如治疗不寐、月经不调、高血压、眩晕、糖尿病、肿瘤、胃脘痛、胁痛等慢性病症多用草药,可遣用经方,或调用时方,更多的是运用自拟方;治疗带下病、阴痒,在运用汤药的同时,亦用坐浴或外洗等方法;治疗肿瘤时在运用汤药的同时兼用外敷等外治法;治疗眩晕时在运用汤药的同时配合手法治疗。如此,据病证所需,运用不同的治疗手段,皆收到了较好的临床疗效。在治疗具体方法方面,那更是无定法,据证立法,依法组方,选方遣药,故每一个病证即为一个方,正所谓"心中有大法,笔下无死方"。

治则是中医临床诊疗活动的基本方向、目标和原则规定,是可以固定不变的,但是治法却是千变万化的,如可拟益气活血法,可拟温中散寒法,尚可根据不同证候而制订治法。治法还需要不断创新,如根据单纯的生物学模式转变为生物-心理-社会医学模式提出的身心并治、形神兼养法,根据女子不孕症治疗提出的"促排卵"法。

可知,治则高于治法,治则是总纲,治法是具体方法;治则是指挥者,治法是执行者;治则是固定不变的模式,所有疾病的调治均可以按照"扶正祛邪,补偏救弊"的原则进行调治,而治法是灵活多变的,不同的病证,需要拟不同的治法,证变法变,方能指导治疗,获取良效。

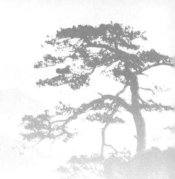

第十一讲

依法选方、依方选药

——经方、时方、经验方、自拟方的选择与应用

中医的生命力在于临床疗效,一切理论都应该为中医临床疗效作保障,否则毫无意义。然则,这一生命力的保障得有前提,即辨证准确、立法贴切、选方用药精准。

如此,方能保证确切的疗效。在上一讲阐释了治则与治法,笔者对治则总的思路是"扶正祛邪、补偏救弊",这一讲将承袭前法而谈选方与用药,即据法立方、依方选药。

方,即医方、药方、处方。汉代王充在《论衡·定贤》云:"譬医之治病也……方施而药行。"剂,古与"齐"通,即正气之义,又作"调和"解,《汉书·艺文志·方技略》云"调百药齐,和之所宜"。方剂的问世由来久矣,早期的方剂非常简单,有的可能只是一味药,有的可有两味药,多为简单累加,少有 5 味药以上者,现存最早的方剂专著《五十二病方》可以例证。迨至汉代张仲景《伤寒杂病论》问世,收集创立方剂 200 多首,多用药精当,结构严谨,适应证明确,故而疗效确切,一直以来被尊为"方书之祖",故仲景方多被称之为"经方"。延至当今,方剂可达几十万首,数不胜数,方书可谓汗牛充栋。故依法选方存在一定的难度。

要解决这个问题,首先要明确方剂的组成原理。方剂,是在辨证审因确定治法之后,按照一定规矩,即组方原则,选择适宜的药物,并明确其用量,使之主次分明,切中病情的药物配伍组合而成的。可见,方剂的创立是有前提的,不是随随便便的药物组合,单纯的药物堆砌,只能叫"开药"。方剂的创立有两个前提:第一,具备明确的证型,根据证型确立治疗法则,此为据证立法。第二,根据君臣佐使,将系列关联的药物进行组合,此为组方原则。如此,才叫"开方"。换句话说,临床疗效的保障,靠的不是药物,而是方剂,药物是"死"的,而方剂是"活"的。真正的中医临床大夫应该是"开方大夫",而不是"开药大夫","开药"是"技"的层面,而"开方"是"术"的层面。尽管少数情况下,"开药大夫"所开之药亦存在一定的疗效,但一来概率小,二来不排除自愈的情况,更何况单味药物的简单相加不良反应巨大。故而,中医临床生命力保障的关键在于"方剂"。方剂中蕴含了中医的理论,方剂的使用者要掌握中医理论之精髓,据证立法,依法施方,此为临床用方之精髓。

选方务必明证,知证务求立法,法出方才立,此即"方证对应",古人云"有是证方用是方也"。明此要义,得用方之精髓也。

尚有一点值得强调。时下,方剂可分为"经方""时方""验方""自拟方",各类方剂不胜枚举,各有千秋。有独承一家者,或用经方,称之为"经方派",或用时方,称之为"时方派",或用自拟方;有兼容并包者,经方、时方、验方、自拟方,灵活自如,统于一体。姑且不论何家为长,且试论各方剂之特点。

一、经方

经方,经典之方,经验之方,经常之方。经方一词,最早载于《汉书·艺文志·方技略》,云"医经七家,经方十一家"。对于经方的概念,众说纷纭,学术界存在分歧。《中医词释》谓"指汉代以前的方剂:①《汉书·艺文志》记载经方十一家,实际上是指汉以前的临床著作;②指《内经》《伤寒论》《金匮要略》所载之方剂;③指《伤寒论》《金匮要略》所载之方剂。目前持此说的人占多数"。《辞海》谓:"经方,中医学名词,古代方书的统称,后世称汉张仲景的《伤寒论》《金匮要略》等书中的方剂为经方,与宋元以后的时方相对而言。"

经方的产生经过了一个漫长的演变阶段。可以推论,经方不是出自一个人之手,而是众人的智慧,正如《黄帝内经》的问世,是集先秦之前的一切医学之精华而成。考经方之源,当推《汤液经法》,班固评此为"夺草石之寒温,量疾病之浅深,假药味之滋,因气感之宜,辨五苦六辛,致水火之齐,以通闭结,反之于平;及失其宜者,以热益热,以寒增寒,精气内伤,不见于外,是所独失也"。此当为经方之理,至此,经方形成了独特的理论体系,即"经方之旨",及至张仲景之时,方形成完整的辨证论治体系,集经方之大成,用经方之大悟,遂成《伤寒杂病论》,其可为经方学派的集大成者。

综上,笔者认为经方可以类分为二。即广义之"经方",系指宋之前一切经过反复实践检验,临床确切有效的方剂。狭义之"经方",系指东汉张仲景《伤寒论》和《金匮要略》二书所载之方。然仲景之方,非仲景之独创之方,乃仲景站在前人的肩膀上,荟萃经方于一体。其独创之处,统方于证中,创立六经辨证,倡导方证对应,主张有是证,方用是方。

毋庸置疑,经方是智慧的结晶。历代医家推崇备至,药少而精,组方严谨,煎服有法,针对性强,出神入化,起死回生,效如桴鼓。经方作为方剂的始祖,历来受到医家重视,且在临床上一直被广泛应用。笔者在临床上亦多用经方,然笔者之用经方,多有化裁。如从小柴胡汤中化裁出"孙光荣扶正祛邪中和汤",从小建中汤中化裁出"孙光荣建中和胃汤",从甘麦大枣汤中化裁出"孙光荣安神定志汤",从理中丸中化裁出"孙光荣益气温中汤",从射干麻黄汤中化裁出"孙光荣化痰降逆汤",从白头翁汤中化裁出"孙光荣清热利肠汤",从苓桂术甘汤中化裁出"孙光荣涤痰镇眩汤",从肾气丸中化裁出"孙光荣益肾振阳汤",从酸枣仁汤中化裁出"孙光荣益气活血安神汤"。具体化裁方法,在组方思路一文中有详细论述。这些方均化裁于经方,尊经方之要旨,而不拘泥于经方。用之于临床,第一,安全;第二,有效;第三,拓展并修正了一些主治病证,使得治疗范围更加广泛。

对于经方的安全性、有效性,我们可以毫不怀疑,因其已经经历了历史的无数次实践检验,但是,在运用经方之时,一定要明确"方证对应",如此,才能有疗效。一旦方证对应,可以原方、原量使用,无需加减,倘若证型有变,自然方药应变,但其宗旨不能变,正所谓"崇经方之神,不拘泥经方之形"。

二、时方

时方,为方剂的一种,与"经方"相对而言,指汉代张仲景以后医家所制的方剂,以唐宋时期创制使用的方剂为主。时方在经方基础上有很大发展,补充和完善了前人未备而又有临床疗效的方剂,丰富了方剂学内容。

时方亦是古代先贤的智慧结晶,时方秉承于经方,拓展了经方,为经方之良好补充。刘渡舟教授认为:如把经方比做母亲,是方之源,时方则如同了孙,乃是方之流也。有源才能有流,有流才能取之不尽,用之不竭。可见,时方亦相当重要。一些著名的方剂,如六味地黄汤、补中益气汤、银翘散、桑菊饮、保和丸、藿香正气丸等,可视为时方,这些方剂均有良好疗效。

时方具有轻灵多变和照顾面广的特点。时方的用药多恢宏,组方同样严谨,具有高超的构思技巧,其功用范围有了较大拓展。一方可治一证,如普济消毒饮、仙方活命饮;一方亦可治多证,如四逆散、补中益气汤等,此即时下有学者提出的方证相关,笔者将之形象比喻为"一把钥匙开多把锁"。

笔者在临床上亦用时方,但多有化裁与变用。如《温病条辨》中的安宫牛黄丸,若中风昏迷者,用金银花、薄荷叶煎汤送服;小儿高热惊厥者,用金银花、连翘煎汤送服;肝性昏迷、尿毒症垂危者,用蒲公英、土茯苓煎汤送服。

三、验方

验方,亦称之为效方、专方、单方等。《简明中医辞典》谓:验方是指有效验之方药。《辞海》谓:单方是指民间流传对某种疾病常用的药方,一般药味简单,多能就地取材,便于应用。

其组方多没有严谨的理论指导,可以是一味药物,也可以是两味药物,大多组成较简单,但临床疗效极佳,常常流传于民间,称为"民间验方"。验方多专病专方,用药简单,但疗效甚佳。正所谓"单方一味,气煞名医""一招鲜,吃遍天""单方气死好郎中"。

验方具有简、便、廉、验的特点。简,言之组方简单,用药单一,不需要辨证,主要采用辨病为主,专病专方,容易掌握。便,言之方便,取材简单、方便、快捷,如葛洪所著《肘后救卒方》所载之方。廉,言之价格低廉,耗费不高。验,言之临床疗效确切,多称之为"经验效方"。

验方多源自实践之中,实践再实践,认识再认识,多次反复验证,总结出的结晶,其效果值得肯定。笔者在临床中亦时常运用,如用壁虎、蛞蝓等治疗肿瘤,用鸡内金、丹参治疗妇女不孕不育。

验方多为单方,但发展到后来,亦有了复方。从单方发展到复方经历了一个漫长的认识过程,复方的组成不是各种药物的机械堆积,而是在辨证的基础上,根据中医的治则治法,按照"君臣佐使"的组成原则,选择适当药物组合而成。复方中各个单味药之间,在功效上存在着相互促进、相互制约的复杂关系,它们相得益彰,相辅相成。而且治疗范围广,不良反应小。

验方有其神奇的地方,但亦有其局限性,正如清代名医赵晴初在《存存斋医话稿》所言"世之所传经验单方,往往仅标治某病,而不辨别脉证,其间清和平淡之品,即不对证,试用尚无大碍,若刚暴猛烈之药,用者尚其慎之",继言"殊不知效于此者未必效于彼,以病有深浅,体有强弱,证有寒热虚实,断不能执一病之总名,而以一药统治之也",话语精辟,解释了其局限性,因此,临床选用之时,亦得慎重。

四、自拟方

自拟方,顾名思义,即根据自己的经验,针对某种或某些病证,采用严谨的组方模式,精选药物所组成的方剂。其产生并不是凭空捏造,多是在对病证的了解,对组方模式的理解,对经方、时方的熟悉,以及在用药经验的积淀等的基础上产生的,是安全的,经得起考验的,亦具有确切的疗效。如笔者自拟的"孙光荣九味清瘟饮""孙光荣胜湿止带汤"等。

自拟方,适应病证明确,组方思路清晰,用药精准,灵活加减化裁,极大地拓展了治疗病证的范围。笔者在临床上多用之,临证所处之方十有八九用自拟方。多年来,积累经验无数,取得了较好临床疗效。

诸方之中,笔者化用经方,变用时方,配用验方,多用自拟方,熔诸类方剂于治疗一炉。灵活自如地进行选方,无门户之见地,而是采取"拿来主义",为我所用,然笔者之用方,绝无机械套用,多为经方化裁,后体悟出"三联组方""三联药组"之组方模式,遂多为自拟方。经方、时方、验方、自拟方,不能说孰优孰劣,而是要灵活选用,联动化裁,相互补充,相互为用,共为临床所用,提高临床疗效,服务大众苍生。

方选好后,接下来就是药的事情了。当然,每首方中有固定的药物。但,临证复杂,病并非都是按照方子来生的,因此用药都应该有变通。药物是方剂的基本组成要素,然而,药物不是简单使用,不是简单堆砌,而是要根据一定的原理进行科学的组合。有的药物组合能够产生协同作用,如相须、相使;有的药物组合能够减轻不良反应,如相畏、相杀;有的药物组合能够增强相关不良反应,如相恶、相反。

因此,选药组方就非常关键了。要尽可能地发挥其治疗作用,达到 1+1>2、1+1+1>3,而其不良反应 1+1<2、1+1+1<3 的效应,这有点困难,需要 勤求博采,需要广泛实践,需要不断体悟,累积经验。笔者从事临床工作 60 余年,在此期间不断摸索,逐渐探索出自己的处方用药模式,即"三联药 组""三联组方",前者为用药经验,后者为组方经验,在后文还会论述。

(一)三联药组

所谓"三联药组",即三味药物在中医基础理论指导下,以辨证论治为前 提,按照中药四气五味、归经、七情配伍、功效等进行有机组合,或产生协同 作用,或产生制约作用,旨在扩大并加强其主治范围,消减其不良反应。有 学者称之为"角药",三药联合使用,系统配伍,呈三足鼎立之态势,互为犄 角,积极稳定。下面就笔者临床常用的"三联药组"做一例证。

1. 生晒参、生黄芪、紫丹参

参有多种,诸参之中,独选生晒参。生晒参为五加科植物人参的栽培品 经晒干或烘干者。黄芪为豆科植物蒙古黄芪或膜荚黄芪的根,因炮制方法 不同,有生黄芪和炙黄芪之分,本药组选用生黄芪。紫丹参实则丹参,又名 赤参、红根等,为双子叶植物,唇形科,药用部位为其干燥根及根茎。然据 《云南省药品标准》,紫丹参为唇形科鼠尾草属植物云南鼠尾草的根,属于地 方用药,本药组实则为丹参。

人参被称为"百草之王",早在《神农本草经》就认为其有"补五脏、安精 神、定魂魄、止惊悸、除邪气、明目、开心益智"的功效,尚可以久服,作为养 生保健之品,具有"轻身延年"之作用。其大补元气功效可适于元气虚脱、 面色苍白、心悸不安、虚汗不止,兼有冷汗淋漓、四肢不温、脉微欲绝者;其补 脾益肺之功效可治脾肺气虚,脾胃虚弱、倦怠无力、呕吐泄泻;肺气不足、咳 喘乏力、易感风寒者;其生津止渴之功效可用于津伤口渴、身热烦渴、汗出体 倦、脉数无力,属内热而气阴不足者;其安神增智之功效主治气血不足引起 的心神不安,失眠健忘者。现代医学研究证明,人参不仅含有人参皂苷,而 且还含有脂肪、糖类、多种氨基酸及多种维生素等营养物质,具有滋补强壮、 提高体力和脑力劳动能力,降低疲劳,提高血液中血红素的含量、调节中枢 神经系统的作用,对于治疗心血管疾病,胃和肝脏疾病、糖尿病,不同类型的神经衰弱症等均有较好的疗效。

《本草纲目》言："耆，长也。黄耆色黄，为补药之长，故名。"炙黄芪是经蜜炮制而成，临证常用于中气不足、脏器下垂者，本药组重在补气，取用生黄芪。黄芪具有益气固表、敛汗固脱、托疮生肌、利水消肿之功效。其补中益气之功效适用于脾胃虚弱、食欲不振、食少便溏、肢倦无力，气虚下陷、内脏下垂者；其固表敛汗之功效，用于表虚自汗，多用于体虚表弱所致的自汗、阴虚盗汗者；其利水消肿之功效可以治疗急性肾炎水肿、慢性肾炎水肿、脾肾虚者；其托疮排脓之功效，用于阳气虚弱，疮疡久不溃破而内陷者。丹参具有活血调经、祛瘀止痛、凉血消痈、清心除烦、养血安神等功效，主治胸肋胁痛、风湿痹痛、癥瘕结块、疮疡肿痛、跌仆伤痛、月经不调、经闭痛经、产后瘀痛等。

生晒参重在益气，生黄芪重在补气，紫丹参重在活血以行血，三药组合共奏益气活血之功效。

2. 云茯神、炒枣仁、炙远志

云茯神宁心、安神、利水，用于心虚惊悸、健忘、失眠、惊痫、小便不利。炒枣仁养肝、宁心、安神、敛汗，治疗虚烦不眠、惊悸怔忡、烦渴、虚汗。远志安神益智、祛痰、消肿，用于心肾不交引起的失眠多梦、健忘惊悸、神志恍惚、咳痰不爽、疮疡肿毒、乳房肿痛。三味中药配伍，安神宁心功效更强，又能健脾益肾、消肿祛痰。余临床常用剂量多为10g左右。

3. 川杜仲、北枸杞、山萸肉

川杜仲补肝肾、强筋骨、安胎，治腰脊酸疼、足膝痿弱、小便余沥、阴下湿痒、胎漏欲堕、胎动不安、高血压。《神农本草经》曰："主腰脊痛，补中，益精气，坚筋骨，强志，除阴下痒湿，小便余沥。"北枸杞补肾益精、养肝明目、补血安神、生津止渴、润肺止咳，治肝肾阴亏、腰膝酸软、头晕目眩、目昏多泪、虚劳咳嗽、消渴、遗精。山萸肉补益肝肾、涩精固脱，用于眩晕耳鸣、腰膝酸痛、阳痿遗精、遗尿尿频、崩漏带下、大汗虚脱、内热消渴。此三味中药均有补肝肾、壮腰益精作用，合而用之，阴中有阳、阳中有阴，动静结合、技艺高超、构思巧妙。临床此三味药常用量多为12g左右。

4. 防风、黄芪、白术

三药共组成的玉屏风散，具有益气固表止汗的功效，主治表虚自汗，易感风寒。方中黄芪益气固表，为君药；白术健脾益气，助黄芪以加强益气固表之功,为臣药;二药合用,使气旺表实,则汗不能外泄,邪不易内侵,更配以防风走表祛风并御风邪,为佐使药。黄芪得防风,固表而不留邪;防风得黄芪,祛邪而不伤正。补中有散,散中有补。此角药的使用在处方中并不人明显,但在临床治疗气虚感冒时,常会在三"角药"之后加防风、白术,暗含益气固表之意。

5. 黄柏、苍术、牛膝

此三味药组成的三妙丸,具有清热燥湿祛风、补肝肾的功效,专治下焦湿热的两脚麻木、麻痛、痿软无力。方中黄柏苦寒,寒以清热、苦以燥湿,且偏入下焦;苍术苦温,善能燥湿;二药相伍,合成清热燥湿之效。牛膝能祛风湿、补肝肾,且引药下行,三药相合,清热燥湿之力更强,下焦湿热得清。此三味药临证使用并不局限在两下肢麻木、疼痛,而更在病机对证,值得探索。

6. 菊花、白芷、川芎

菊花平肝祛风清热、平肝明目,用于风热感冒、头痛眩晕、目赤肿痛、眼目昏花;白芷疏风散寒、燥湿、消肿、止痛,治头痛、眉棱骨痛、齿痛、鼻渊、寒湿腹痛、肠风痔漏、赤白带下、痈疽疮疡、皮肤燥痒、疥癣;川芎活血祛瘀、辛香善升,能上行头目巅顶,具有祛风止痛作用,可行血中之气,祛血中之风,为临床治疗外感头痛、头风头痛之要药。三药相合,祛风止痛明目之效更强。常用此药组治疗神经性疾病疗效甚好,高血压、情志性疾病也时有运用,此三味用量宜小,菊花大多用 10g。

7. 大黄、黄芩、黄连

此三味药组成的泻心汤,具有泻火解毒、燥湿泄痞的功效,主治邪火内炽、迫血妄行,如吐血、衄血等症。方中大黄泻下攻积,清热泻火,凉血解毒,逐瘀通经;黄芩清肺热,泻上焦之火;黄连清热燥湿、泻火解毒,泻心火,兼泻中焦之火,用于湿热痞满、呕吐、泻痢、黄疸、高热神昏、心火亢盛、心烦不寐、血热吐衄、目赤吞酸、牙痛、消渴、痈肿疔疮,外治湿疹、湿疮、耳道流脓。三药相伍,火热得泻,三焦通利。

8. 黄连、香薷、厚朴

此三味药共同组成黄连香薷饮,具有清暑化湿的功效,主治冒暑、腹痛水泻、恶心。黄连清热燥湿、泻火解毒,泻心火,兼泻中焦之火,用于湿热痞满、呕吐、泻痢、黄疸、高热神昏、心火亢盛、心烦不寐、血热吐衄、目赤吞酸、牙痛、消渴、痈肿疔疮,外治湿疹、湿疮、耳道流脓;香薷发汗解暑、行水散湿、温胃调中,治夏月感寒饮冷、头痛发热、恶寒无汗、胸痞腹痛、呕吐腹泻、水肿、脚气;厚朴温中、下气、燥湿、消痰,治胸腹痞满胀痛、反胃、呕吐、宿食不消、痰饮喘咳、寒湿泻痢。三药相配,燥湿除满、行气止呕作用更强。在临床中,时有香薷仅用数克而速见效。

9. 大黄、附子、细辛

此三味药组成的大黄附子汤,具有温阳散寒、泻结行滞之效,治疗寒积里实之腹痛便秘、胁下偏痛、发热、手足厥逆等症。大黄泻下攻积,清热泻火,凉血解毒,逐瘀通经;附子辛热,温阳以祛寒;佐以细辛除寒以散结,更借大黄之荡涤肠胃、泻除积滞。大黄、附子、细辛相配,变苦寒为温下,效殊意远。余临床很少用大剂量药,对于大辛大热之附子,尤为慎重,与当今动辄几十克甚而成斤用附子,形成强烈反差。

10. 女贞子、墨旱莲、天花粉

女贞子补益肝肾、清虚热、明目,主治头昏目眩、腰膝酸软、遗精、耳鸣、须发早白、骨蒸潮热、目暗不明;墨旱莲凉血止血、补益肝肾,主治肝肾阴虚之头晕目眩、头发早白等症,以及阴虚血热而致的各种出血,如咯血、吐血、尿血、便血、崩漏、齿鼻衄血;天花粉清热生津、消肿排脓,用于热病烦渴、肺热燥咳、内热消渴、疮疡肿毒。女贞子配墨旱莲组成的二至丸,养阴益精凉血止血,补肝肾养阴血而不滋腻,为平补肝肾之剂。《医方集解》曰:"旱莲草、女贞子,补腰膝,壮筋骨,强肾阴,乌须发,治疗阴虚血虚头晕。"再伍以天花粉清热生津,滋阴除热之力更强。三药合用,共奏补肝肾、养阴血、滋阴清热生津之功。

11. 山慈菇、猫爪草、蔓荆子

山慈菇为兰科多年生草本植物杜鹃兰或云南独蒜兰的干燥假鳞茎,前者习称毛慈菇,后者习称冰珠子,夏季采挖、洗净、晒干、生用,味甘、微辛,性寒,有小毒,归肝、胃经。《本草拾遗》:"主痈肿疮瘘、瘰疬结核等,醋磨敷之,亦除皮呈干黑色。"《本草纲目》:"主痈肿、攻毒破皮、解诸毒,蛇虫、狂犬伤。"本品寒以清热解毒,辛以消肿散结。

猫爪草为毛茛科植物小毛茛的块根,因其块根肉质,数个簇生,呈纺锤形,外皮黄褐色,形似猫爪而得名,小毒,具有解毒散结之功效,大多数以全草入药,药理研究表明对结核、瘰疬、淋巴瘤有效。

蔓荆子,为马鞭草科植物单叶蔓荆,或蔓荆的干燥成熟果实,味辛、苦,微寒。《神农本草经》云："主筋骨间寒热,湿痹拘挛,明目,坚齿。"《本草纲目》云："蔓荆实,气轻味辛,体轻而浮,上行而散,故所主者皆头面风虚之症。"用治头昏头痛、齿龈肿痛、目赤多泪、风湿痹痛。三药配伍,清热解毒,消肿散痛,善于消息肉。

12. 鸡内金、海螵蛸、西砂仁

鸡内金为雉科动物家鸡的砂囊内壁,剥离后,洗净晒干,研末生用或炒用。《神农本草经》云："主泄利。"《医学衷中参西录》云："为消化瘀积之要药,更为健补脾胃之妙品,脾胃健壮,益能运化药力以消积也。不但能消脾胃之积,无论脏腑何处有积,鸡内金皆能消之,是以男子疝癖,女子癥瘕,久久服之,皆能治愈。"《备急千金要方》言独用本品治疗消化不良、反胃者。《万病回春》以鸡内金连肠洗净,炙为末服,其成分含有胃激素、角蛋白,易高热破坏,不宜久炒,并以生用为宜,治尿频遗尿。

海螵蛸,为乌贼科动物无针乌贼、鑫乌贼、针乌贼、白斑乌贼、虎斑乌贼、拟目乌贼等多种乌贼的内壳。于4—8月间,将漂浮在海边或积于海滩上的海螵蛸捞起,剔除杂质,以淡水漂洗后晒干,去其腥味,研末,生用。主治吐血、呕血、崩漏、便血、衄血、创伤出血、肾虚遗精滑精、赤白带下、胃痛嘈杂、嗳气反酸、湿疹溃疡。《神农本草经》云："主女子漏下赤白经汁,血闭,阴蚀肿痛,寒热癥瘕,无子。"《本草纲目》云："研末,敷小儿疳疮,痘疮臭烂,丈夫阴疮,汤火伤,跌伤出血。"药理证实其有抗溃疡、中和胃酸和抗癌作用,治疗浅度溃烂期褥疮。以海螵蛸为极细末,高压消毒备用。创面常规消毒后,将药粉满撒在创面,隔2~3天换一次,共治100例,治愈83例,好转11例,总有效率94%。

砂仁,为姜科植物阳春砂、绿壳砂或海南砂的干燥成熟果实。夏、秋间果实成熟时采收,晒干或低温干燥,用时捣碎。《珍珠囊》言"治脾胃之气结滞不散",药理研究有抗血小板聚集、抗溃疡、镇痛作用。古方以本品单用,炒熟研末吞服治妊娠呕吐、胎动不安等症。

三药配伍,共奏消食化积,健脾开胃之效,善去溃疡。

13. 黄连、半夏、瓜蒌

此角药是黄连、半夏、瓜蒌组成的小陷胸汤,原方出自医圣仲景之手,具有清热化痰、宽胸散结之功。方中瓜蒌清热化痰,通胸膈之痹;黄连泻热降火,除心下之痞;半夏降逆消痞,除心下之结,与黄连合用,一辛一苦,辛开苦降,得瓜蒌则清热涤痰,其散结开痞之功益著。本方三药,缺一则偏缺,黄连则苦降泄热之力不足;缺半夏辛开化痰降逆之力损;缺瓜蒌则利气润下之力弱。吴鞠通对本方十分赞赏,并在此基础上加枳实,名小陷胸汤加枳实汤。

14. 茵陈、栀子、大黄

由此三药组成的茵陈蒿汤,具有清热利湿退黄之功,三味均为苦寒药,寒能清热,苦能燥湿,其中茵陈疏肝利胆,为清热除湿退黄之药;栀子能除烦清热,清泄三焦而通调水道,导湿热下行,引湿热从小便而出;大黄泻热除瘀,通利大便,推陈致新,使湿热壅遏瘀滞之邪下泻,成为治疗湿热黄疸(热重于湿)的一组著名"三联药组"。

15. 甘草、小麦、大枣

由此三药组成的甘麦大枣汤,具有养心安神、和中缓急、补脾气之功。方中甘草甘缓和中,养心以缓急迫;辅小麦养心宁神;大枣补益脾气,缓肝急并治心虚。三味甘药配伍,具有甘缓滋补、柔肝缓急、宁心安神之效。《金匮要略浅注补正》云:"三药和平,养胃,生津化血,津水下达子脏,则脏不躁,而悲伤太息诸症自去矣。"正所谓"甘麦大枣汤,躁服之康"。

16. 猪苓、茯苓、泽泻

此三味为利水渗湿之主药。猪苓利水渗湿,治小便不利、水肿、泄泻、淋浊、带下;茯苓具有渗湿利水、健脾和胃、宁心安神的功效,可治小便不利、水肿胀满、痰饮咳逆、呕逆、恶阻、泄泻、遗精、淋浊、惊悸、健忘等症;泽泻利水、渗湿、泄热,治疗小便不利、水肿胀满、呕吐、泻痢、痰饮、脚气、淋病、尿血。《医方考》云:"猪苓质枯,轻清之象也,能渗上焦之湿;茯苓味甘,中宫之性也,能渗中焦之湿;泽泻味咸,润下之性也,能渗下焦之湿。"三药为主,加白术、桂枝增温阳化气之功,名五苓散;加清热养胃之滑石、阿胶,名为猪苓汤;若将五苓散与茵陈蒿相伍,则名为茵陈五苓散,是疗湿热黄疸的一张名方。后世的四苓散、胃苓散皆有本组"角药"起主导作用。

17. 柴胡、黄芩、半夏

此三味为小柴胡汤主药,方中柴胡疏肝解郁,得黄芩苦寒同用,清散肝胆郁火;柴胡配半夏,疏肝和胃,治肝气犯胃之呕恶;黄芩和半夏能调和肠胃。三药同用,具有宣通上焦,下行津液,和顺胃气之功效。它不仅是小柴胡汤的主药,而且还是柴胡剂类方中不可缺少的一组"角药"。后世的柴平汤、柴胡四物汤、柴胡陷胸汤、柴胡枳橘汤,皆由此三味为主药。著名中医学家刘渡舟教授，在三味药的基础上加茵陈、土茯苓、凤尾草、草河车，名为柴胡解毒汤。主治肝胆湿热，久之成毒，蕴郁不解而见肝区疼痛，厌油喜素，多呕，体瘦少气，小便黄短，舌苔厚腻。

18. 杏仁、白蔻仁、薏苡仁

此三味为三仁汤主药，方中杏仁宣利上焦肺气，盖肺主一身之气，气化则湿亦化；白蔻仁芳香化湿，行气宽中；薏苡仁甘淡性寒，渗利湿热而健脾。三仁相合，宣上畅中渗下，使气畅湿行，暑热清解，脾气健旺，三焦通畅，诸症自除。三仁汤是治疗湿温初起，邪在气分，湿重于热的常用方剂。另外，此三味药还是藿朴夏苓汤的主药。

19. 白芥子、紫苏子、莱菔子

由此三药组成的三子养亲汤，具有降气快膈、化痰消食的功效。本方原为老人气实痰盛之证而设，方中白芥子温肺利气，快膈消痰；紫苏子降气行痰，止咳平喘；莱菔子消食导滞，行气祛痰。三药均能行气，皆属治痰理气之常用药，合而用之，可使气顺痰消，食积得化，咳喘得平。临床应用时，观其何证居多，则以何药为君，其效尤佳。张秉成《成方便读》："三者皆治痰之药，而又能于治痰之中各逞其长。食消气顺，喘咳自宁，而诸证自愈矣，又在用者之得宜耳。"

20. 玄参、麦冬、生地黄

由此三药组成的增液汤，具有滋阴清热、润燥通便之功。方中以玄参咸寒润下为君，伍以麦冬之甘寒滋润，生地之滋阴壮水。三者均属质润多汁之品，合用共奏滋阴清热、润燥通便之功。《温病条辨》："麦冬主治心腹结气，伤中伤饱，胃络脉绝，羸瘦短气，亦系能补能润能通之品，故以为之佐。生地亦主寒热积聚，逐血痹，用细者，取其补而不腻，兼能走络也。三者合用，作增水行舟之计，故汤名增液，但非重用不为功。"吴瑭说："阳明温病，无上焦证，数日不大便，当下之，若其人阴素虚，不可行承气者，增液汤主之。"

21. 人参、麦冬、五味子

由此三药组成的生脉散，具有益气生津、敛阴止汗之功效。汗为心液，若汗出过多，易亏心阴。气为肺所主，故自汗出多必耗气，亦即损肺。本方以人参甘平补肺，大扶元气为君；以麦冬甘寒养阴生津，清虚热而除烦为臣；五味子酸收敛肺止汗为佐使。吴谦："夫暑热伤肺，肺伤则气亦伤矣。故气短、倦怠而喘咳也。肺主皮毛，肺伤则失其卫护，故汗出也。热伤元气，气伤则不能生津,故口渴也。是方君人参以补气,即所以补肺。臣麦冬以清气,即所以清肺。佐五味以敛气,即所以敛肺。"吴昆云:"一补、一清、一敛,养气之道备矣。名曰生脉,以脉得气则充,失气则弱。"李杲谓:"夏月服生脉饮,加黄芪、甘草,名生脉保元汤,令人气力涌出;更加当归、白芍,名人参饮子,治气虚喘咳,吐血衄血,亦虚火可补之例也。"

22. 附子、干姜、炙甘草

由此三药组成的四逆汤,具有回阳救逆之功效。症见四肢厥逆,恶寒倦卧,呕吐不渴,腹痛下利,神衰欲寐,舌苔白滑,脉象微细。《素问·厥论》曰:"阳气衰于下,则为寒厥。"《素问·至真要大论》曰:"寒淫于内,治以甘热,佐以苦辛,以咸泻之,以辛润之,以苦坚之""寒淫所胜,平以辛热,佐以苦甘,以咸泻之"。用大辛大热之附子为君药。附子纯阳有毒,为补益先天命门真火之第一要剂,通行十二经,生用尤能迅达内外以温阳逐寒。干姜温中焦之阳而除里寒,助附子升发阳气,为臣药。生附子有大毒,与干姜同用,其性峻烈,故又用益气温中之炙甘草为佐药,既能解毒,又能缓解姜、附辛烈之性,合而回阳救逆,又不致有暴散之虞,故方名"四逆"。此三味药,若加重干姜用量,则为通脉四逆汤。此外,这三味药还是四逆加人参汤、回阳救急汤的主药。

(二)二联药组

除了"三联药组"之外,余亦喜欢使用两味药物进行加减,姑且称之为"二联药组",或称之为"药对",时人称之为"对药"。经方中亦广泛采用,有学者甚至认为经方是由药对发展而来的。以桂枝汤为例,桂枝汤中含有5个药对,即桂枝与芍药——发汗中敛汗;桂枝与生姜——增强解表作用;芍药与甘草——酸甘化阴;桂枝与甘草——辛甘化阳;甘草与大枣——补脾胃、滋汗源。下面就笔者临床常用"二联药组"做一例证。

1. 龙骨、牡蛎

龙骨味甘,性微寒,归心、肝二经;牡蛎味咸,性微寒,归肝、肾二经。二者均有平肝潜阳、收敛固涩之功。龙骨尤善镇静安神,牡蛎长于软坚散结。临床常常相须为用,以治疗多种病证。以龙骨、牡蛎为主药,配伍于不同的方剂中,用以治疗眩晕、心悸、带下、不寐等病,均能取得较好疗效。此对药最为常用,还常用在妇科外洗方中。

（1）**治眩晕**：重用龙骨、牡蛎，重镇平肝，以潜浮阳，配以滋阴养液，清泄肝火之药，使肝有所养，肝阳得潜，肝火得泄，则眩晕自止。药用：龙骨、牡蛎、夏枯草、龙胆、山栀了、黄芩、沙参、麦冬、玉竹、川牛膝、木通、生地黄、泽泻、甘草。

（2）**治心悸**：镇惊定悸助化源，《丹溪心法·惊悸怔忡》篇指出"怔忡者血虚、血少者多"。故重用龙骨、牡蛎，镇惊定悸，与养血益气、升发清阳之药为伍，使化源充，气血足，则心有所养，心神得安而心悸诸症可平。药用：龙骨、牡蛎、党参、黄芪、当归、白芍、熟地黄、大枣、桂枝、升麻、柴胡、陈皮、甘草。

（3）**治带下**：收敛固涩调冲带，带下为病，与脾、肾二脏功能失调及湿热（毒）、热毒关系至为密切。重用龙骨、牡蛎收敛固涩以止带。诸药合用，使脾气健、清阳升、湿邪除，任、带二脉得固而收全功。药用：党参、薏苡仁、芡实、白芍、白术、茯苓、淮山药、陈皮、苍术、柴胡、甘草、龙骨、牡蛎。

（4）**治不寐**：镇静安神藏心神，不寐之病机，不外虚实两端。虚证多阴血不足，责之心脾肝肾；实证多肝郁化火，食滞痰浊，胃腑不和。不寐多属心血亏虚，血不养心，心不藏神而致。故重用龙骨、牡蛎镇静安神，更与益气养血药同伍，使气充血足，心有所养，神有所藏，则心神自宁，睡眠安稳。

2. 川杜仲、川牛膝

杜仲甘、温，归肝、肾经，可补肝肾、强筋骨、安胎；牛膝苦、甘、酸，归肝、肾经，可补肝肾、强筋骨、活血通络、引火（血）下行、利水通淋。两药同入肝、肾，均有补肝肾，强筋骨之用，且肝主筋，肾主骨，肾充则骨强，肝充则筋健。杜仲主下气分，长于补益肾气；牛膝主下血分，偏于益血通脉。二药为对，气血同调，肝肾同补，筋骨均滋，相须为用，相互促进，则补肝肾、强筋骨的功效加强。二药合用，可治肝肾不足所导致的腰膝酸软、下肢无力等病症。

3. 蔓荆子、西藁本

蔓荆子味苦辛，性凉，归肝、胃、膀胱经，其体质轻浮，入肺经上行宣散，故能清利头目，解表疏风，通窍止痛，主治头面之风证，且入血分养血和肝，凉血散风；西藁本味辛，性温，归肺、膀胱经，其性味俱升，善达巅顶，擅长治风寒侵犯的太阳证，症见巅顶痛甚者。二药合用，祛风止痛效果增强。用此对药治疗高血压头痛屡获良效，尤其是蔓荆子，此药有补脑之功，值得更多临床验证。

4. 白茅根、车前子

白茅根味甘、性寒,归肺、胃、膀胱经,能凉血止血,利尿通淋,兼能生津止渴;车前子味甘、微寒,归肝、肾、肺、小肠经,清热利尿,渗湿通淋。二药合用,质淡味薄,渗利清热而无损正伤阴之弊。本对药甘寒滑利,利尿通淋,兼能凉血止血,为治热淋、血尿、水肿之要药,对湿热伤阴所致者尤为合拍。

5. 石菖蒲、郁金

石菖蒲味辛、苦,性温,归心、胃经,芳香入心开窍,涤痰醒脑,去湿开胃;郁金味辛、苦,性寒,归肝、心、肺经,活血祛瘀,行气解郁,清心开窍。二药合用,共奏开窍解郁,痰瘀并祛之效。用于痰热蒙蔽清窍之神志昏迷,惊痫,癫狂;气滞血瘀之胸痹心痛,脘腹胀满。

(1)治神昏:本对药为治痰浊蒙蔽清窍及热入心包之神昏谵语、惊狂、癫痫诸症的常用对药,常与竹沥、竹叶、栀子等同用。

(2)治痫症、癫狂:常与远志、胆南星、僵蚕、全蝎、琥珀、龙齿等同用。

(3)治惊怔:惊怔乃痰瘀凝滞,神明被蒙,饮浊沃心犯胆动肝所致,二药配合远志、胆南星,可痰瘀并祛,安神定悸。

(4)治胸痹心痛:治心绞痛因气虚而致者,用香砂六君子汤加石菖蒲、郁金健脾益气,行气止痛。

(5)开诸窍:通利胆窍以排石退黄;开精窍治射精障碍;利湿泻浊开窍治疗膀胱开阖失司,排尿不畅,尿闭;开胃窍治呕吐不进食。

6. 明天麻、石决明

明天麻味甘、性平,归肝经,可息风祛痰止痉,既能辛散外风,也能平息内风,辛润不燥,通和血脉,为风药中之润剂;石决明味咸,性寒,归肝经,偏于平肝,其质重,有一定的补肝作用。二药合用,平肝祛风,清肝通络止痛。

7. 金樱子、车前子

金樱子味酸、甘、涩,性平,归肾、膀胱、大肠经,重于收涩,为固精缩尿、涩肠止泻常用药;车前子味甘、微寒,归肝、肾、肺、小肠经,能清热利尿、渗湿通淋。

8. 小茴香、荔枝核

小茴香辛、温,归肝、肾、脾、胃经,可温肾暖肝、散寒行气、止痛疗疝;荔枝核辛、微苦,性温,归肝、胃经,可行气散结、散寒止痛。二药合用,行气破滞,可加强消疬止痛之效。

9. 枳壳、厚朴

枳壳味苦、辛,性凉,归肺、脾、人肠经,长于破泄胃肠结气,以消积导滞除痞为主,对实证或虚中夹实者均可配伍应用;厚朴味苦、辛,性温,归脾、胃、肺、大肠经,善散寒湿,偏于行气,以散满除胀为主。两药同用,散满消痞,可治胃腑实邪积滞、腹满胀疼痛、大便不畅等症。

10. 山药、生薏苡仁

山药味甘、性平,归脾、肺、肾经,可补气健脾、补肺养阴、补肾固精、生津止渴;生薏苡仁味甘、性凉,归脾、胃、肺经,可健脾渗湿、利下焦之湿热。两药合用,加强健脾之功。

11. 郁金、佩兰

郁金味辛、苦,性寒,归肝、心、肺经,可活血祛瘀、行气解郁、清心开窍;佩兰味辛,性平,归脾、胃、肺经,气香辛平,其醒脾化湿之功较强,并有一定的利水作用。常用此对药祛湿解郁,化厚腻之舌苔。

12. 桑寄生、何首乌

桑寄生味苦、甘,性平,归肝、肾经,可补肝肾、强筋骨、祛风湿、安胎元;何首乌味苦、甘、涩,性微温,归肝、肾经,可补益肝肾、益精血、壮筋骨。两药合用,加强补益肝肾、强筋健骨之功。何首乌深得余之喜爱,作为补益药屡屡出现,在处方中,用量多在 12g 左右。

13. 陈皮、半夏

陈皮味苦、辛,性温,归肺、脾经,可理气健脾、燥湿化痰;半夏辛、温,归脾、胃、肺经,可和胃降逆、燥湿化痰。二药合用,相互促进,使脾运复常则湿痰去,气机通畅则痞满除,胃气和降则呕恶止。本对药化痰湿之力强,善治湿痰,凡外感风寒或中焦湿痰上犯导致肺气不利而出现的咳嗽痰多、胸闷等症用为要药,可作为化痰的基本方随证加味,治一切痰嗽症。众多止咳化痰的方剂均含此对药。

14. 云茯神、炒枣仁

茯神味甘、淡,性平,归心、脾经,可宁心、安神、利水;炒枣仁味甘、酸,性平,归肝、胆、心经,可养心肝阴血而安神。二药合用,相互促进,宁心养阴安神之功增强。引用此二味治失眠,尤其对烦不得眠疗效甚好。

15. 蒲公英、金银花

蒲公英味甘、微苦,性寒,可清热解毒、消肿散结;金银花味甘,性寒,归肺、心、胃经,可清热解毒、疏散风热。两药配伍,消痈散结,治疗热毒壅结于肌肉所致的痈肿疮毒,高热不退。对乳痈有良效,能解毒散结通乳。此两味药深为吾所喜爱,亦常使用。

16. 谷精草、密蒙花

谷精草味辛、甘,性平,归肝、肺经,可疏散风热、明目退翳;密蒙花味甘、性微寒,归肝、胆经,可清热养肝、明目退翳。谷精草甘平走行上焦,直达巅顶,善于疏散头部风热,而无寒凉遏抑之弊,其明目退翳之功优于菊花,长于治风热外袭,风重于热之目不明实证;密蒙花甘以补血,寒以清热,养血明目,专在治本,目得血则能视,与谷精草之偏治风热不同。两药合用,标本同治,明目退翳。此药对多用来治目疾,少用于高血压的治疗。

17. 炒枣仁、炙远志

炒枣仁味甘、酸,性平,归肝、胆、心经,可养心肝阴血而安神;远志味苦、辛,性温,归心、肾、肺经,能开心气郁结,交通心肾而安神益智。二药合用,即滋养阴血,又交通心肾,宁心安神作用增强,用于肝血不足,心肾不交之失眠、惊悸胆怯、健忘。此药对常用,用量大多在 12g 左右。

(1)治失眠、惊悸怔忡:对心肝血虚兼胆气虚怯所致者尤为适宜,可配伍白芍、何首乌、龙眼肉等。其中,属心脾两虚、气血不足者,常配伍人参、黄芪、白术、当归、龙眼肉等益气健脾、养血补心药同用。属心肾不足,阴虚血少者,可配伍熟地黄、天冬、柏子仁等药,如天王补心丹。

(2)治疗肾虚健忘:可配伍熟地黄、麦冬。

18. 熟地黄、生地黄

熟地黄味甘,微温。归肝、肾经。生地黄味甘、苦,性寒。归心、肝、肾经。熟地黄滋补阴血,为填精补髓之品;生地黄清热凉血,养阴生津。二药合用,阴血兼顾,共奏养阴补血、清热凉血之效。熟地黄配生地黄为阴血双补之品,可用于阴虚血少精亏诸症,骨蒸潮热、头晕失眠、崩中漏下、月经不调等。用于癌症化疗患者的调理时,会用以此药对。

19. 乳香、没药

乳香味辛、苦,微温。归心、肝、脾经。芳香走窜,行气活血,消肿止痛,生肌,偏入气分。没药味苦,性平。归肝、脾、心、肾经。散瘀活血,消肿定痛,生肌,偏入血分。两药性味相近,气味芳香,辛散走窜,相须为用,相互促进,活血止痛,消肿生肌功用相得益彰。为治疮疡痈肿、乳痈的常用对药。在治疗癌症、乳腺增生病常用此对药。

20. 九节菖蒲、灵磁石

九节菖蒲辛、温。归心、胃经。芳香化浊,行气开窍,以入心为主;灵磁石辛、寒。归肝、肾二经。益肾养肝,聪耳明目,平肝潜阳,重镇安神,以入肾为主。两药合用,交通心肾,一镇一开,益肾平肝,聪耳明目,开窍效果明显。肝肾阴虚者仍要配合六味地黄丸等以培本。用此对药对失眠和耳鸣疗效甚好。

21. 墨旱莲、女贞子

墨旱莲味甘、酸,性寒,归肝、肾经,入肾补精,能益下而荣上,强阴而黑发,凉血止血;女贞子味甘、苦,性凉,归肝、肾经,补肾滋阴,养肝明目,性质平和,为清补之品。两药皆入肝、肾,然女贞子性平和,取效慢,兼能退虚热;而墨旱莲味酸且寒性偏大,功擅凉血止血。二药为对,补肝肾、滋阴精,乌须发,顺应阴阳,相须为用,相互促进,相辅相成,功力倍增。可治肝肾阴虚之头晕目眩、腰膝酸软、须发早白等病症。临床女性患者偏多,此药对常用。用药剂量多为 10~15g。

22. 云茯苓、炒枣仁

茯苓,《神农本草经》云"主胸胁逆气,忧恚惊邪恐悸,心下结痛,寒热烦满,咳逆,口焦舌干,利小便",抱有细松根者为茯神。炒枣仁,甘、平,《神农本草经》云"味酸,平",入心、脾、肝、胆经,《雷公炮制药性解》云"入心、脾、肝、胆四经",具有养肝、宁心、安神、敛汗的作用,炒制安神宁心作用加强,主治虚烦不眠、惊悸怔忡、烦渴、虚汗等。

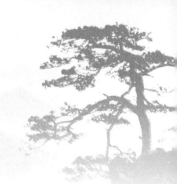

第（十）（二）讲

以中和思想组方用药

——须遵循经方之旨,不泥经方而用药

　　中医用一个字来概括的话便是"和",生理状态下是"得和",病理状态下是"失和",故治病就是"求和"。遣方用药治病,但求中和。然中和之要旨博大精深,首先得辨别失和,和之失者多矣,阴阳失和、气血失和、寒热失和等,均需细辨,需要扎实的中医功底,正所谓"辨证"。证既出,便得据证立法,据法立方。笔者在临床上的用方多为自拟方,然拟方有章法可循,才可以保障患者的安全,保证疗效。笔者在早期亦广泛使用经方或时方,初始原方原量使用,小心谨慎,照葫芦画瓢,随着临证积累,慢慢尝试加减用药,后来在父亲及导师的启迪下,尝试进行组方,初试疗效尚可,慢慢得心应手,遂成现在自拟方之风格。然笔者的组方多是从经方化裁而来的,表面看不到经方的影子,但治疗法则、组方寓意均暗合经方之意。此即笔者时常提及的"遵经方之旨,而不泥经方用药",笔者的门人总结为"得经方之神而不拘于形"。经过大量的临床验证,多数处方疗效尚可,有的效果甚至好于经方。笔者对经方继承创新之探索,是以三联药组按照经方模式组方用药而来的。笔者的门人总结为"三联药组""三联组方",即三药为一组,三组为一方。三药者,多为具有同类功效,或能产生协同之功效者。或单一齐头并进,如西洋参、生黄芪、紫丹参组合益气并活血;或双向一举两得,如谷芽、麦芽、生山楂、鸡内金组合共奏消积化食,此即相须或相使为用,时人称之为"角药"。三组者,即按照君、臣、佐、使设立各组,笔者将之称为"扶正组合""攻邪组合""辅助组合",每组可一、可二,一般一首方四至五组,后文会举例详细论证。当然,此组方之法亦非绝对,有时笔者常与方中增减两味或一味,如煅龙骨、煅牡蛎组合,白茅根、车前子组合,此时人称之为"对药"。方中组数亦

无定数,根据病情的复杂情况具体而定。

以生脉散为例,介绍如下。

我们都知道生脉散来源于《内外伤辨惑论·卷之中·暑伤胃气论》,方由人参五分,麦门冬五分,五味子七粒组成。可以歌诀记之:生脉麦味与人参,保肺清心治暑淫;气少汗多兼口渴,病危脉绝急煎斟。何以谓之"生脉散",吴昆释曰:"名曰生脉者,以脉得气则充,失气则弱,故名之"。对于方解,原书解释详尽,云"圣人立法,夏月宜补者,补天真元气,非补热火也,夏食寒者是也。故以人参之甘补气,麦门冬之苦寒泄热补水之源,五味子之酸清肃燥金,名曰生脉散"。孙真人云:五月常服五味子,以补五脏之气,亦此意也。此方之要旨为甘、苦、酸并用,后贤区少章在此方加一味黄芪,组成区氏复方生脉散,即人参 6g(另炖服),黄芪 4.5g,五味子 1.5g,麦冬 4.5g。原方之上,加一味黄芪,用于阳气未充,阴血未长,禀赋薄弱,血气不和者。黄芪味甘,配伍人参更能补气,加强补益之功能,气足则血充,黄芪又能升阳举陷,故阳气未充,阴血未长者宜。五味子之酸能敛,更能补五脏之气,麦冬之苦寒可以泄热补水,四者共用,配伍要义同,但赋予了新的治疗功能,此即为化裁之精义。

笔者在此基础上,结合"三联组方"思想,进行了新的化裁。第一个三联药组为生晒参 10g,生北芪 15g,紫丹参 10g,具有益气活血之功;第二个三联药组为麦冬 15g,法半夏 6g,广陈皮 6g,具有清热化痰之功;第三个三联药组为五味子 3g,灵磁石 10g,生甘草 5g,具有敛阴镇心之功。全方在区氏复方生脉散基础上加紫丹参、广陈皮、法半夏、灵磁石、生甘草,共奏益气活血、清热化痰、敛阴镇心之功能,名之"孙光荣胸痹汤",主治胸痹病,适用于气虚胸闷、心悸心烦、汗多口渴、津少痰稠、舌绛苔黄、脉涩等症。

此方得来,源自时方之化裁。然功用、主治有了全新的内涵,而组方之旨尚未发生本质变化,在生晒参、生北芪的基础上,加上紫丹参活血,使得血行气畅;在麦冬的基础上,加上广陈皮、法半夏二药理气健脾,重在化痰,配用麦冬苦寒之性以清化热痰;在五味子的基础上,加用灵磁石以重镇安神,酸以收之,重以镇之,共奏敛阴镇心之效,加用甘草调和诸药。组方思路与原方全然一致,而药物作用导向不一,功用主治自然发生了变化,此类化裁遵原方组方之思想精华,然用药发生变化,拓展了治疗范围。临证使用该类方,安全可用,疗效确切。

组方的一个重要特点即组方模式是"三联组方",或称"三型组合"。

第一型：扶正组合，也可以说是"增防型"组合，用于增强抵抗力，即增强防御功能，重在益气活血，且重在益气，并视需要补其不足、纠其所偏。这就是"生晒参、生北芪、紫丹参""鸡内金、炒谷芽、炒麦芽"等"三联药组"的用法。其中"生晒参、生北芪、紫丹参"组合可以说为"三联组方"中的必然一组，余之处方十有八九以此组合主打，此亦切合笔者之用药基本思路。以此三药益气活血，为"三联药组"之君（外感病除外），此为中和思想之主要体现。又因此三药口感较好，以之主打，汤液的味道较佳，患者乐意接受。汤药的口感也是笔者平时处方十分关注的。

第二型：祛邪组合，也可以说是"主攻型"组合，用于攻邪，但"三联药组"中，必有一味来助攻或制衡，即用以相须、相使、相杀、相畏。这就是"麦冬、法半夏、广陈皮""金银花、蒲公英、连翘"等"三联药组"的用法。

第三型：辅助组合，也可以说是"引导型"组合，主要用于引药直达病所，或用针对性强的专病专药。这就是"云茯神、炒枣仁、灯心草""蔓荆子、西藁本、紫浮萍"等"三联药组"的用法。

此即针对证候、遵经方之旨确立治则、治法并拟出方，其组方方法是按照君、臣、佐、使的架构进行组方的，其组方模式是将"三联药组"构成"三型组合"来组方。用"三型组合"组方，指导思想就是"中和"，根本目的是"三求"（求稳、求准、求灵），追求"三效"（速效、高效、长效）。基本思想是仿经方之意而不拘泥于经方之药。

笔者继承经法而基于长期临床实践体验所创造的"三联药组"及其"三型组合"的组方用药模式，是师经方之意而为时方之用，即根据经方组方的宗旨，而针对当代病证特点而组方用药，此即"继承不泥古，创新不离宗"。在临证之余，笔者与计算机界的朋友交流心得，得有感悟，此组方之法可以实施数字化，可以量化。"三联药组"及其"三型组合"的数字化，一是可以针对不同病证的组方需求，通过赋予君臣佐使不同的权重，而得出不同的用药系数；二是可以宗经方之意创新适合当代病证的有效方剂。在计算机的识别及匹配下，可以无穷加减，可以无穷变化。具体设想为，在界定药物性味、归经、功能的基础上，根据治疗需要指令，计算机可以自动形成"三联药组"；然后，根据病证指标和治疗需要，又可以自动生成"三型组合"。如此，将产生出一个无穷的方剂库，并且此类方剂均能经得起安全及疗效的考验。

俗话云"用药如用兵",正所谓"将药如将兵",优秀的指挥官是善于了解自己士兵的人,作为大夫当然要对药物性味、功用烂熟于心,方能组合出良好的"二联药组",然而如此尚且不够,更高的境界是能够"将将",即了解并掌握指挥官,熟知战术。如此,能够率领优秀的、雄厚的兵团集中作战,一举消灭劲敌,此即"三联组方"。

根据上述临证组方方法,结合笔者临床常用经方化裁方,现列举十个根据经方化裁的方,供读者研习,冀有所体悟,权当抛砖引玉。

一、孙光荣扶正祛邪中和汤(基本方)

【组成】

生晒参 10g	生北芪 15g	紫丹参 10g
北柴胡 12g	川郁金 12g	制香附 12g
法半夏 10g	广陈皮 10g	淡黄芩 10g
大红枣 10g	生姜片 10g	生甘草 5g

【方解】

此方为笔者临证之基本方、常用方,为调畅和中之经典代表方。第一联药组具有益气活血之功,为君药;第二联药组具有疏肝解郁之功,为臣药;第三联药组具有清热化痰之功,为佐药;第四联药组具有补引纠合的作用,为使药。补引纠合,即补益、引导、纠偏、调和。

四组药物共奏益气活血、疏肝解郁、清热化痰之功。

【适应病症】

脉象:弦、弦细、弦滑、沉弦。

舌象:舌质红、淡红,舌苔黄、微黄、黄白而稍腻。

症状:发热,持续低热,寒热往来;心烦胸满,欲呕,呕吐,口苦,萎靡不振,懒言,不思食。

【随症加减】

急、慢性胆囊炎:去制香附、淡黄芩,加蒲公英 15g,海金沙 15g,金钱草 15g。

厌食症:去制香附、淡黄芩,加鸡内金 6g,炒谷芽 15g,炒麦芽 15g,津少咽干再加金石斛 15g。

抑郁症：去制香附、淡黄芩，加制远志 10g，石菖蒲 10g；舌苔白腻，再加佩兰叶 6g。

急性肝损害：去制香附，加田基黄 15g，蒲公英 15g，鸡骨草 15g；中焦痞格，再加隔山消 10g。

【化裁方来源】小柴胡汤（《伤寒论》）

原方组成：柴胡半斤，黄芩、人参、甘草（炙）、生姜（切）各三两，大枣十二枚（擘），半夏半升（洗）。以水一斗二升，煮取六升，去滓，再煎取三升，温服一升，一日三次。

歌诀：小柴胡汤和解功，半夏人参甘草从，更用黄芩加姜枣，少阳为病此方宗。

应用大旨：宜中气、中焦、中和。忌大汗、大吐、大泻。

经方要义：①方剂分类属于"和解剂"。②针对病症为往来寒热，胸胁苦满，喜呕，不欲饮食，心烦口苦，咽干，目眩，寒热发作有时。③配伍特点为扶正祛邪兼顾（人参、大枣、甘草扶正，其余祛邪）；一清一散并行（柴胡、黄芩）。④选方提要为少阳证，但见一证便是，不必悉俱。

应用精义：

曹颖甫《伤寒发微》：柴胡以散表寒，黄芩以清里热，湿甚生痰，则胸胁满，故用生姜、生半夏以除之。中气虚则不欲食，故用人参、炙甘草以和之，此小柴胡之大旨也。

吴谦等《医宗金鉴》："邪传少阳，惟宜和解，汗、吐、下三法皆在所禁……故立和解一法，既以柴胡和解少阳在经之表寒，黄芩解少阳在腑之里热，尤恐在里之太阴正气一虚，在经之少阳邪乘之，故以姜、枣、人参和中而预壮里气，使里不受邪而和，还表以作解也。"

《伤寒论》："有柴胡证，但见一证便是，不必悉具。"

二、孙光荣建中和胃汤

【组成】

太子参 15g	生北芪 15g	紫丹参 10g
川桂枝 6g	杭白芍 12g	广橘络 6g
炒白术 10g	大红枣 10g	生姜片 10g

鲜饴糖 20g　　生甘草 5g

【方解】

第一联药组具有益气活血之功,为君药;第二联药组具有敛阴引阳之功,为臣药;第三联药组具有健脾和胃之功,为佐药;第四联药组具有补引纠合的作用。四联药组共奏益气补中,健脾和胃之功。

【适应病症】

脉象:虚、虚细、虚细且涩、弦细、芤。

舌象:舌质红、暗红、淡紫,舌苔白、微白、白腻。

症状:气短、心悸、手足烦热;腹痛喜按,小便自利或频数。

【随症加减】

胃溃疡:呃逆,欲呕者,去鲜饴糖,生甘草,加海螵蛸 12g,西砂仁 4g,延胡索 10g;喜食寒者,再去川桂枝,加瓦楞子 10g;喜食热者,再改川桂枝为高良姜 10g。

血小板减少性紫癜:去川桂枝、鲜饴糖,加淡紫草 10g,芡实 15g,白鲜皮 10g,生地炭 10g。

再生障碍性贫血:加真阿胶 10g,鹿角胶 10g,全当归 12g。

痛经(腹冷者):加制香附 10g,延胡索 10g,吴茱萸 10g;月经后期者,再加益母草 10g;月经先期者,再加大生地 10g。

【化裁方来源】小建中汤(《伤寒论》)

原方组成:桂枝三两(去皮),甘草二两(炙),大枣十二枚(擘),芍药六两,生姜三两(切),胶饴一升。以水七升,煮取三升,去滓,纳饴,更上微火消解。温服一升,一日三次。

歌诀:小建中汤芍药多,桂姜甘草大枣和;更加饴糖补中脏,虚劳腹冷服之瘥。

应用大旨:宜面色无华,手足烦热,腹冷痛而喜按(中焦阳气不足,阴血不足,虚劳里急)。忌发热、湿热、呕吐、里实、阳亢。

经方要义:①方剂分类属于"温里剂"。②针对病症为腹中时痛,畏寒肢冷,心中悸动,面色无华,手足烦热,咽干口燥。③配伍特点为辛者桂枝;甘者饴糖、炙甘草;酸(倍芍药)化阴。④选方提要为中焦虚寒,气血不足。

应用精义:

方有执《伤寒论条辨》:"小建中汤者,桂枝汤倍芍药而加胶饴也。桂枝汤扶阳而固卫,卫固则荣和。倍芍药者,酸以收阴,阴收则归附也。加胶饴者,甘以润土,土润则万物生也。建,定法也,定法唯中,不偏不党,王道荡荡,其斯之谓乎?"

柯韵伯《伤寒来苏集》:"此方安内攘外,泻中兼补,故名曰建。外症未除,尚资姜、桂以散表,不全主中,故曰小。所谓中者有二:一曰心中,一曰腹中。"

吴昆《医方考》:"呕家不可用建中,为其甘也。则夫腹痛而兼呕者,又非建中所宜也。"

三、孙光荣化裁之经验之三——孙光荣安神定志汤

【组成】

西党参 10g	生北芪 10g	紫丹参 7g
干小麦 15g	大红枣 10g	生甘草 5g
云茯神 10g	炒枣仁 10g	川郁金 10g
灯心草 3g		

【方解】

第一联药组具有益气活血之功,为君药;第二联药组具有养心柔肝之功,为臣药;第三联药组具有安神开郁之功,为佐药,第四组具有补引纠合之功。四组共奏养心柔肝,安神定志之功。

【适应病症】

脉象:细数、细数无力、细数且涩。

舌象:舌质淡红,舌苔白薄,或苔少,或少津。

症状:精神恍惚,五心烦热,潮热阵阵,呵欠连连,虚汗淋淋,悲伤欲哭,难寐多梦,言行异常。

【随症加减】

抑郁症:加制远志 10g,石菖蒲 10g;月经后期或停经者,加益母草、制香附各 12g。

狂躁症:加合欢皮 10g,灵磁石 5g,石决明 20g。

更年期综合征:加银柴胡 12g,地骨皮 10g,制鳖甲 15g;盗汗甚剧者,再加浮小麦 15g,麻黄根 10g。

网瘾症：加炙远志 10g，石菖蒲 10g，合欢皮 10g，灵磁石 5g。

【化裁方来源】甘麦大枣汤（《金匮要略》）

原方组成：甘草二两，小麦一升，大枣十枚。以水六升，煮取三升，分三次温服。

歌诀：金匮甘麦大枣汤，人患脏躁喜悲伤；精神恍惚常欲哭，养心安神效力彰。

应用大旨：宜精神恍惚，心烦难寐，常悲欲哭，言行失常（心阴受损，肝气失和）。忌真寒，真热，大吐，大泻。

经方要义：甘麦大枣汤。①方剂分类属于"安神剂"。②针对病症为精神恍惚，睡眠不安，悲伤欲哭，言行失常，呵欠频作。③配伍特点为甘润平补，养心舒肝。④选方提要为心气、心血两亏。

应用精义：

莫枚士《经方例释》："此为诸清心方之祖，不独脏躁宜之。凡盗汗、自汗等可用。《素问》：麦为心谷。《千金》曰：麦养心气。《千金》有加甘竹根、麦冬二味，治产后虚烦及气短者，名竹根汤。又竹叶汤、竹茹汤，并以此方为主，加入竹及麦冬、姜、苓，治产后烦。夫悲伤欲哭，数申欠，亦烦象也。"

尾台榕堂《类聚方广义》："孀妇室女，平素忧郁无聊，夜夜不眠等人，多发此证。发则恶寒发热，战栗错语，心神恍惚，居不安席，酸泣不已，服此方立效。又痫症、狂症，仿佛前症者，亦有奇验。"

四、孙光荣益气温中汤（基本方）

【组成】

生晒参 10g	生北芪 15g	紫丹参 7g
老干姜 10g	上肉桂 5g	炙甘草 12g
炒白术 10g	炒六曲 15g	谷芽 15g
麦芽 15g	大红枣 10g	

【方解】

此方亦为笔者常用之基本方。第一联药组益气活血，为君药；第二联药组温中散寒，为臣药；第三联药组健中开胃，为佐药；第四组补引纠合，为使药。四联药组共奏益气温中、健脾开胃之功效。

【适应病症】

脉象：沉、沉弦、沉迟、沉细、结代。

舌象：舌质淡红且薄，有齿痕，舌苔薄白或花剥。

症状：身形高瘦，面色萎黄或苍白，四肢倦怠，手足不温，心下有振水声，畏寒怕冷，口水、痰液、鼻涕、尿液、白带多，喜呕喜唾，不思饮食，大便溏稀。

【随症加减】

慢性胃肠炎：加焦山楂 15g，焦麦芽 15g，焦神曲 15g，车前子 10g。

胸痹（胸闷甚、不思饮食者）：去上肉桂，加川桂枝 6g，全瓜蒌 10g，薤白头 10g。

妊娠恶阻：紫丹参改为 3g，加白蔻仁 6g，紫苏蔸 10g。

结肠癌：生北芪改为 20g，加山慈菇 15g，嫩龙葵 15g，荜茇根 15g；大便结，再加火麻仁 12g。

【化裁方来源】 理中丸（《伤寒论》）

原方组成：人参、干姜、甘草（炙）、白术各三两。过筛，蜜和为丸，如鸡子黄许大，以沸汤数合和一丸，研碎，温服之。日三服，夜二服。

歌诀：理中汤主理中乡，半夏人参术黑姜；呕利腹痛阴寒盛，或加附子总回阳。

应用大旨：宜心下痞硬，呕吐，下利，腹满痛，四肢清冷（中焦虚寒）。忌虚热，湿热，失血。

经方要义：①方剂分类属于"温里剂"。②针对病症为脘腹绵绵作痛，畏寒肢冷，脘痞，呕吐，胸痹，病后多生涎唾，小儿慢惊，便血，吐衄血。③配伍特点为温（干姜）、燥（白术）、补（人参）并用。④选方提要为中焦（脾胃）虚寒。

应用精义：

成无己《伤寒明理论》："心肺在膈上为阳，肾肝在膈下为阴，此上下脏也。脾胃应土，处在中州，在五脏曰孤脏，属三焦曰中焦，自三焦独治在中，一有不调，此丸专治，故名曰理中丸。"

柯韵伯《伤寒来苏集》："太阴病，以吐利腹满痛为提纲证，是遍及三焦。然吐虽属上，而由于腹满，利虽属下，而亦由于腹满，皆因中焦不治以致之也。其来有三：有因表虚而风寒自外入者，有因下虚而寒湿自下上者，有因饮食生冷而寒邪由中发者，总不出于虚寒。"

五、孙光荣化痰降逆汤

【组成】

西洋参 7g	生北芪 7g	紫丹参 7g
炙麻绒 10g	北细辛 5g	生姜片 5g
漂射干 10g	清紫菀 10g	款冬花 10g
法半夏 7g	五味子 3g	大红枣 10g

【方解】

第一联药组之功效为益气活血,为君药;第二联药组之功效为解表散寒,为臣药;第三联药组之功效为降逆定喘,为佐药;第四联药组之功效为化痰和中,为使药。四联药组共奏解表散寒、降逆化痰之功。

【适应病症】

脉象:弦大、浮大、滑数、浮而稍数。

舌象:舌质暗红,舌苔白或白腻。

症状:咳喘不已,呼吸短促,痰鸣如蛙,痰白而稀。

【随症加减】

支气管哮喘(新感风寒发作者):加荆芥穗 10g,矮地茶 10g,蒲公英 12g。

老年慢性支气管炎(兼见便结者):加矮地茶 10g,麦冬 12g;清紫菀改炙紫菀、款冬花改炙冬花。

【化裁方来源】射干麻黄汤(《金匮要略》)

原方组成:射干三两,麻黄四两,生姜四两,细辛三两,紫菀三两,款冬花三两,大枣七枚,半夏半升,五味子半升。

歌诀:喉中咳逆水鸡声,三两干辛款菀行;夏味半升枣七粒,姜麻四两破坚城。

应用大旨:宜咳喘上气,痰鸣如蛙(肺失清肃,气机上逆)。忌咽干、痰少。

经方要义:①方剂分类属于"祛痰剂"。②针对病症为咳喘,喉中痰鸣辘辘,咳吐不利。③配伍特点为合力祛邪,三管齐下,即降逆、止咳、清痰、泻火、利咽(射干、紫菀、款冬花、五味子),发表(轻度)、散邪(麻黄、生姜),燥湿逐饮(半夏、细辛、大枣)。④选方提要为小青龙、越婢汤之兼证。

应用精义：

张璐《张氏医通》："上气而作水鸡声，乃是痰碍其气，风寒入肺之一验，故于小青龙方中，除归心之热、芍药之收、甘草之缓，而加射干、紫菀、款冬、大枣。专以麻黄、细辛发表，射干、五味下气，款冬、紫菀润燥，半夏、生姜开痰，四法萃于一方，分解其邪，大枣运行脾津和药性也。"

胡希恕《经方传真》："射干、紫菀、冬花、五味子均主咳逆上气，而射干尤长于清痰泄火，以利咽喉。麻黄、生姜发表散邪。半夏、细辛、大枣降逆逐饮，故亦是外邪内饮而致咳逆之治剂，与小青龙汤所主大致相同，而侧重于上气痰鸣者。"

六、孙光荣清热利肠汤

【组成】

西洋参 7g	生北芪 7g	紫丹参 7g
白头翁 12g	川黄连 12g	川黄柏 12g
苦秦皮 10g	蒲公英 10g	金银花 10g
车前子 10g	生甘草 5g	

【方解】

第一联药组之功效为益气活血，为君药；第二联药组之功效为清热凉血，为臣药；第三联药组之功效为解毒止痢，为佐药；第四联药组之功效为化痰和中，为使药。四联药组共奏清热利肠、凉血止痢之功效。

【适应病症】

脉象：弦数、细数。

舌象：舌质红，舌苔黄厚或腻。

症状：泻下脓血，里急后重，腹痛肛灼，渴欲饮水。

【随症加减】

阿米巴痢疾：加鸦胆子（桂圆包裹，吞服）。

急性结膜炎：去苦秦皮，加谷精草 10g。

痢疾（重型）：若外有表邪，恶寒发热者，加葛根、连翘以透表解热；若里急后重较甚者，加木香、槟榔、枳壳以调气；脓血多者，加赤芍、牡丹皮、地榆以凉血和血；夹有食滞者，加焦山楂、枳实以消食导滞。

【化裁方来源】白头翁汤(《伤寒论》)

原方组成:白头翁二两,黄柏三两,黄连三两,秦皮三两。以水七升,煮取二升,去滓,温服一升;不愈,更服一升。

歌诀:白头翁治热毒痢,黄连黄柏佐秦皮;清热解毒并凉血,赤多白少脓血医。

应用大旨:宜下痢脓血,疫毒痢疾,腹痛肛灼,里急后重(热毒深入血分,下迫大肠,伤津)。忌咽干,痰少,毒痢初起。

经方要义:①方剂分类属于"清热剂"。②针对病症为下痢,赤多白少,腹痛,里急后重,肛门灼热,渴欲饮水。③配伍特点为清热(白头翁)、收涩(秦皮)兼施。④选方提要为热毒深陷血分。

应用精义:

柯韵伯《伤寒来苏集》:"四味皆苦寒除湿胜热之品也。白头翁临风偏静,长于祛风,盖脏腑之火,静则治,动则病,动则生风,风生热也。故取其静以镇之,秦皮木小而高,得清阳之气,佐白头翁以升阳,协连、柏而清火,此热利下重之宣剂。"

吴谦等《医宗金鉴》:"厥阴下利,属于寒者,厥而不渴,下利清谷;属于热者,消渴下利,下利便脓血也。此热利下重,乃火郁湿蒸,秽气奔逼广肠,魄门重滞而难处,即《内经》所云:暴注下迫者是也,君白头翁,寒而苦辛;臣秦皮,寒而苦涩,寒能胜热,苦能燥湿,辛以散火之郁,涩以收下重之利也;佐黄连清上焦之火,则渴可止;使黄柏泻下焦之热,则利自除也。"

七、孙光荣涤痰镇眩汤

【组成】

生晒参 10g	生北芪 10g	紫丹参 10g
云茯苓 15g	炒白术 10g	化橘红 6g
川桂枝 10g	炮干姜 10g	车前子 6g
大红枣 10g	炙甘草 5g	

【方解】

第一联药组之功效为益气活血,为君药;第二联药组之功效为逐饮燥湿,为臣药;第三联药组之功效为通阳利水,为佐药;第四联药组之功效为健脾和中。四联药组共奏涤痰镇眩,通阳温中之功效。

【适应病症】

脉象:弦滑、细滑。

舌象:舌质淡红,苔白滑。

症状:胸胁支满,目眩心悸,气短咳嗽。

【随症加减】

高血压眩晕(形肥):加石决明 20g,川杜仲 12g,川牛膝 12g。

脑震荡后遗症(眩晕):加煅龙骨 15g,煅牡蛎 15g。

心包积液:去炮干姜,云茯苓改云茯神 12g,加炒枣仁 10g。

二尖瓣右下叶腱索撕裂并下垂:去炮干姜,云茯苓改云茯神 12g,加炒枣仁 10g,川续断 12g,干萹蓄 6g。

【化裁方来源】苓桂术甘汤(《金匮要略》)

原方组成:茯苓四两,桂枝、白术各三两,甘草二两。上四味,以水六升,煮取三升,分温三服。

歌诀:苓桂术甘痰饮方,健脾化饮又温阳;脾阳不足痰饮停,胸胁支满悸眩尝。

应用大旨:宜胸胁胀满,目眩心悸,心下痞闷,气短咳嗽(脾阳不足,痰饮内停)。忌阴虚津少,咳痰黏稠。

经方要义:①方剂分类属于"祛湿剂"。②针对病症为胸胁支满,短气而咳,目眩心悸,脉弦滑,苔白滑。③配伍特点以甘淡为主,辛温为辅,温阳化饮。④选方提要为中阳不足,痰饮内停("病痰饮者,温药和之")。

应用精义:

吴谦等《医宗金鉴》:"《灵枢》谓心包络之脉动则胸胁支满者,谓痰饮积于心包,其病则必若是也。目眩者,痰饮阻其胸中之阳,不能布精于上也。茯苓淡渗,逐饮出下窍,因利而去,故用以为君。桂枝通阳输水走皮毛,从汗而解,故以为臣。白术燥湿,佐茯苓消痰以除支满。甘草补中,佐桂枝建土以滞水邪也。"

尤在泾《金匮要略心典》:"痰饮,阴邪也,为有形,以形碍虚则满,以阴冒阳则眩。苓桂术甘温中祛湿,治痰饮之良剂,是即所谓温药也。盖痰饮为结邪,温则易散,内属脾胃,温则能运也。"

八、孙光荣益肾振阳汤

【组成】

生晒参 10g	生北芪 10g	紫丹参 10g
干地黄 15g	怀山药 10g	山萸肉 10g
炒泽泻 10g	牡丹皮 10g	云茯苓 10g
炮附子 6g	上肉桂 6g	炙甘草 5g

【方解】

第一联药组具有益气活血之功,为君药;第二联药组具有滋补脾肾之功,为臣药;第三联药组具有渗湿利水之功,为佐药;第四联药组具有补引纠合之功,为使药。四联药组共奏温肾振阳,渗湿利水之功效。

【适应病症】

脉象:虚、虚细、左尺尤虚细无力。

舌象:舌胖淡,苔白或苔少。

症状:腰痛,脚软或脚肿,腰以下冷,下肢及足部冰凉,阳痿早泄,小便不利,消渴。

【随症加减】

慢性肾炎:加刀豆子 12g,川杜仲 12g,冬瓜皮 10g,车前子 10g。

糖尿病:加玉米须 10g,干荷叶 10g。

阳痿:加鹿角胶 10g,菟丝子 10g,川杜仲 10g。

早泄:加龟甲胶 10g,川杜仲 10g。

老年性痴呆:去炮附子、上肉桂,加巴戟天 10g,制远志 6g,石菖蒲 6g。

【化裁方来源】肾气丸(《金匮要略》)

原方组成:干地黄八两,薯蓣四两,山茱萸四两,泽泻三两,茯苓二两,牡丹皮三两,桂枝、附子(炮)各一两。上为末,炼蜜和丸梧子大。每服十五丸,加至二十五丸,酒送下,一日二次。

歌诀:金匮肾气治肾虚,地黄怀药及山萸;丹皮苓泽加附桂,阴中引阳功最殊。

应用大旨:宜腰痛脚软或脚肿,腰以下冷,阳痿早泄,小便不利,消渴(肾阳不足,痰饮内停)。忌阴虚阳亢。

经方要义:①方剂分类属于"补益(阳)剂"。②针对病症为腰痛脚软,身半以下常有冷感,痰饮,水肿,消渴,小便不利或反多,阳痿早泄。③配伍特点为阴(补阴药)阳(补阳药)并补,补(干地黄、山萸肉、怀山药,三补)泻(泽泻、牡丹皮、茯苓,三泻)兼施。④选方提要为肾阳不足("引火归元以消阴翳")。

应用精义:

张璐《千金方衍义》:"本方为治虚劳不足,水火不交,下元亏损之首方。专用附、桂蒸发津气于上,地黄滋培阴血于下,萸肉涩肝肾之精,山药补黄庭之气,丹皮散不归经之血,茯苓守五脏之气,泽泻通膀胱之气化。"

王履《医经溯洄集》:"八味丸以地黄为君,而以余药佐之,非止为补血之剂,盖兼补气也。气者,血之母,东垣所谓阳旺则能生阴血者此也。夫其用地黄为君者,大补血虚不足与补肾也;用诸药佐之者,山药之强阴益气;山茱萸之强阴益精而壮元气;白茯苓之补阳长阴而益气;牡丹皮之泻阴火,而治神志不足;泽泻之养五脏,益气力,起阴气,而补虚损五劳,桂、附立补下焦火也。由此观之,则余之所谓兼补气者,非臆说也。"

九、孙光荣益气活血安神汤

【组成】

西洋参 7g	生北芪 7g	紫丹参 7g
酸枣仁 15g	云茯神 12g	龙眼肉 10g
肥知母 10g	正川芎 6g	川郁金 10g
生甘草 5g		

【方解】

第一联药组具有益气活血之功,为君药;第二联药组具有养心安神之功,为臣药;第三联药组为滋阴疏肝,为佐药;第四药组调和诸药,为使药。四联药组共奏益气、活血、安神之功效。

【适应病症】

脉象:弦细、细数、虚细无力。

舌象:舌淡红,苔薄白或苔少。

症状:五心烦热,心神不安,盗汗或自汗,咽干口燥,头晕目眩。

【随症加减】

更年期综合征:加干小麦 15g,大红枣 10g,灯心草 3g。

顽固性盗汗:加浮小麦 15g,麻黄根 10g。

焦虑性神经症:加莲子心 10g,灯心草 3g。

顽固性室性早搏:加麦冬 10g,五味子 3g,灵磁石 5g。

【化裁方来源】酸枣仁汤(《金匮要略》)

方组成:酸枣仁二升,甘草一两,知母二两,茯苓二两,川芎二两。以水八升,煮酸枣仁,得六升,纳诸药,煮取三升,分温三服。

歌诀:酸枣仁汤安神方,川芎知草茯苓襄;养血除烦清虚热,安然入睡神自安。

应用大旨:宜虚烦难寐,心悸盗汗,头目眩晕,咽干口燥(禀赋薄弱,气血两虚,功能衰退)。忌实证。

经方要义:①方剂分类属于“滋养安神剂”。②针对病症为虚劳虚烦,不得眠,不宁,盗汗,咽干口燥。③配伍特点是三兼(标本兼治,养清兼顾,补泻兼施)。④选方提要为肝血不足,心肾失养。

应用精义:

喻昌《医门法律》:“虚劳虚烦,为心肾不交之病,肾水不上交心火,心火无制,故烦而不得眠,不独夏月为然矣。方用酸枣仁为君,而兼知母之滋肾为佐,茯苓、甘草调和其间,芎入血分,而解心火之躁烦也。”

尤在泾《金匮要略心典》:“虚劳之人,肝气不荣,则魂不得藏,魂不得藏故不得眠。酸枣仁补肝敛气,宜以为君。而魂既不归,容必有浊痰燥火乘间而袭其舍者,烦之所由作也。故以知母、甘草清热滋燥;茯苓、川芎行气除痰,皆所以求肝之治,而宅其魂也。”

十、孙光荣应用安宫牛黄丸之经验

【组成】

同原方。

【方解】

君药为牛黄,具有开窍而醒神,息风化痰而定惊之功效。臣药有黄连、黄芩、栀子,为苦寒清热之品;郁金具有理气舒肝之功效;朱砂、珍珠具有镇静安神通心窍之功效;犀角(水牛角浓缩粉)具有清热凉血之功效;雄黄具有解毒辟秽之功效。佐药为麝香、冰片,为芳香开窍之品。使药为蜂蜜,具有和胃调中之功效。全方共奏清热解毒、镇惊开窍之功。用于热病,邪入心包,高热惊厥、神昏谵语等症。全方特点为善能清解高热神昏之效,而无寒凉泄下之弊。《温病条辨》有言:"使泻火随诸香一齐俱散也。"

【适应病症】

脉象:洪大、弦紧有力、数而有力。

舌象:舌深红、暗红、绛,苔黄燥、黄厚。

症状:高热神昏,烦躁谵语,语言謇涩或不语,饮不解渴。

【随症加减】

中风昏迷:金银花 10g,薄荷叶 5 片,煎汤送服 1 丸,日 2 丸。

小儿高热惊厥:金银花 10g,连翘 10g,煎汤送服半丸,日 1 丸。

肝昏迷、尿毒症(垂危):蒲公英 15g,土茯苓 30g,煎汤送服 1 丸,日 2 丸。

【化裁方来源】安宫牛黄丸(《温病条辨》)

原方组成:牛黄一两,郁金一两,犀角(用代用品)一两,黄连一两,朱砂一两,梅片二钱五分,麝香二钱五分,真珠五钱,山栀一两,雄黄一两,金箔衣,黄芩一两。上为极细末,炼老蜜为丸,每丸一钱,金箔为衣,蜡护。脉虚者人参汤下,脉实者银花、薄荷汤下。每服一丸,大人病重体实者,每日二次,甚至一日三次。

歌诀:安宫牛黄开窍方,芩连栀郁朱雄黄;犀角真珠冰麝箔,热闭心包功效良。

应用大旨:宜高热,神昏,手足厥冷(禀赋薄弱,气血两虚,功能衰退)。忌寒厥。

经方要义:①方剂分类属于"开窍剂"(凉开)。②针对病症为高热,烦躁,谵语,昏迷。③配伍特点是五法齐备(清热,泻火,凉血,解毒,开窍)。④选方提要为温热邪毒内陷心包。